# 詳説　大麻草規制法

# 序

　大麻草は、古くから有用植物として利用されてきたことが知られています。

　その繊維は衣服等の材料に使われ、その種子は食用や飼料にもなります。また、近年では、大麻草から CBD(カンナビジオール)が抽出され、リラックス効果をもたらすアロマオイル等の配合成分としての利用もすすんでいるところです。

　一方で、大麻草には幻覚や陶酔作用等の精神毒性を有する成分が含まれており、有害植物として側面もあります。

　そのため、伝統的な大麻草の利用を妨げることなく、大麻の濫用による保健衛生上の危害の防止等を図る目的で、昭和 23 年に「大麻取締法」が制定されました。これは、大麻草の繊維や種子の産業利用を許容しつつ、大麻草に含有される生理活性物質を一律に取り締まる法律であるともいえるでしょう。

　とはいえ、その後の科学技術の進展により、大麻による有害作用は THC 類(テトラヒドロカンナビノール類)によってもたらされることが明らかになり、THC 類の濃度に着目した新たな法体系を設けることが可能になってきました。

　そこで、令和 5 年の第 212 回国会において、「大麻取締法及び麻薬及び向精神薬取締法の一部を改正する法律案」が提出され、同年 11 月 14 日に可決成立しました。

　これは、従前の「大麻取締法」を抜本的に改正し、その題名についても「大麻草の栽培の規制に関する法律(いわゆる大麻草規制法)」に改めるとともに、大麻そのものを麻薬に指定して「麻薬及び向精神薬取締法(いわゆる麻向法)」で取締りを行うための法律で、令和 7 年 3 月 1 日に全面施行されました。

　こうして改正された大麻草規制法では、大麻草の採取に関する栽培免許を THC 類の濃度基準によって第一種免許と第二種免許に区分し、また、大麻草の加工に関する許可制度を設けています。

　本書は、大麻草規制法と麻向法が相まって大麻の濫用防止の目的を達成しようとする趣旨を踏まえて、令和 5 年の改正麻向法の内容についても織り込んでおり、皆様にとって一助となるよう願っております。

令和 7 年　初夏

團　野　　浩

# 目 次

凡例 …………………………………………………………………………………………… vii

### 第一章　総則

第一条 ………………………………………………………………………………………… 1
第二条 ………………………………………………………………………………………… 5
第三条 ………………………………………………………………………………………… 19
第四条　削除

### 第二章　第一種大麻草採取栽培者

第五条 ………………………………………………………………………………………… 27
第六条 ………………………………………………………………………………………… 34
第七条 ………………………………………………………………………………………… 35
第八条 ………………………………………………………………………………………… 38
第九条 ………………………………………………………………………………………… 39
第十条 ………………………………………………………………………………………… 41
第十一条 ……………………………………………………………………………………… 43
第十二条 ……………………………………………………………………………………… 45
第十二条の二 ………………………………………………………………………………… 47
第十二条の三 ………………………………………………………………………………… 49
第十二条の四 ………………………………………………………………………………… 51
第十二条の五 ………………………………………………………………………………… 58
第十二条の六 ………………………………………………………………………………… 60
第十二条の七 ………………………………………………………………………………… 63
第十二条の八 ………………………………………………………………………………… 68

### 第三章　第二種大麻草採取栽培者及び大麻草研究栽培者

第十三条 ……………………………………………………………………………………… 73
第十四条 ……………………………………………………………………………………… 83
第十五条 ……………………………………………………………………………………… 84
第十六条 ……………………………………………………………………………………… 86
第十七条 ……………………………………………………………………………………… 88

### 第四章　大麻草の種子の取扱い

第十八条 ……………………………………………………………………………………… 101
第十九条 ……………………………………………………………………………………… 103

第二十条 ……………………………………………………………… 108

第二十一条 …………………………………………………………… 110

第二十一条の二 ……………………………………………………… 111

第二十一条の三 ……………………………………………………… 113


### 第五章　雑則

第二十二条 …………………………………………………………… 115

第二十二条の二 ……………………………………………………… 116

第二十二条の三 ……………………………………………………… 118

第二十二条の四 ……………………………………………………… 122

第二十二条の五 ……………………………………………………… 124

第二十三条 …………………………………………………………… 127


### 第六章　罰則

第二十四条 …………………………………………………………… 128

第二十四条の二 ……………………………………………………… 132

第二十四条の三 ……………………………………………………… 134

第二十四条の四 ……………………………………………………… 136

第二十四条の五 ……………………………………………………… 137

第二十四条の六 ……………………………………………………… 138

第二十四条の七 ……………………………………………………… 139

第二十五条 …………………………………………………………… 142

第二十五条の二 ……………………………………………………… 145

第二十六条 …………………………………………………………… 146

第二十七条 …………………………………………………………… 147

第二十八条 …………………………………………………………… 149


索引 …………………………………………………………………… 150

# 凡 例

大麻取締法 — 令和 5 年 12 月 13 日法律第 84 号の施行前（令和 6 年 12 月 11 日以前）の大麻取締法（昭和 23 年 7 月 10 日法律第 124 号）
　※大麻草規制法の旧題名

大麻草規制法、大麻草栽培規制法、法 — 大麻草の栽培の規制に関する法律（昭和 23 年 7 月 10 日法律第 124 号） 最近改正：令和 5 年 12 月 13 日法律第 84 号

大麻草規制法施行令、令 — 大麻草の栽培の規制に関する法律施行令（令和 6 年 9 月 11 日政令第 282 号）
　　最近改正：令和 6 年 9 月 20 日政令第 288 号

大麻草規制法施行規則、則 — 大麻草の栽培の規制に関する法律施行規則（令和 6 年 10 月 16 日厚生労働省令第 140 号）
　　最近改正：令和 6 年 10 月 31 日厚生労働省令第 148 号

大麻草規制法権限委任省令、委任省令 — 大麻草の栽培の規制に関する法律第二十二条の五の規定により地方厚生局長及び地方厚生支局長に委任する権限を定める省令（平成 12 年 11 月 8 日厚生省令第 129 号）
　　最近改正：令和 6 年 10 月 31 日厚生労働省令第 148 号

単一条約 — 千九百六十一年の麻薬に関する単一条約（昭和 39 年 12 月 12 日条約第 22 号）

向精神薬条約 — 向精神薬に関する条約（平成 2 年 9 月 1 日条約第 7 号）

麻薬新条約 — 麻薬及び向精神薬の不正取引の防止に関する国際連合条約（平成 4 年 8 月 28 日条約第 6 号）

改正前の刑法 — 令和 5 年 5 月 17 日法律第 28 号の施行前（令和 7 年 5 月 31 日以前）の刑法（明治 40 年 4 月 24 日法律第 45 号）

改正後の刑法 — 令和 5 年 5 月 17 日法律第 28 号の施行後（令和 7 年 6 月 1 日以降）の刑法（明治 40 年 4 月 24 日法律第 45 号）

麻向法 — 麻薬及び向精神薬取締法（昭和 28 年 3 月 17 日法律第 14 号）

麻薬特例法 — 国際的な協力の下に規制薬物に係る不正行為を助長する行為等の防止を図るための麻薬及び向精神薬取締法等の特例等に関する法律（平成 3 年 10 月 5 日法律第 94 号）

指定政令 — 麻薬、麻薬原料植物、向精神薬及び麻薬向精神薬原料を指定する政令（平成 2 年 8 月 1 日政令第 238 号）

薬機法 — 医薬品、医療機器等の品質、有効性及び安全性の確保等に関する法律（昭和 35 年 8 月 10 日法律第 145 号）

暴対法 ― 暴力団員による不当な行為の防止等に関する法律(平成 3 年 5 月 15 日法律第 77 号)

外為法 ― 外国為替及び外国貿易法(昭和 24 年 12 月 1 日法律第 228 号)

管理令 ― 輸入貿易管理令(昭和 24 年 12 月 29 日政令第 414 号)

輸入公表告示 ― 輸入割当てを受けるべき貨物の品目、輸入の承認を受けるべき貨物の原産地又は船積地域その他貨物の輸入について必要な事項の公表(昭和 41 年 4 月 30 日通商産業省告示第 170 号)

第1章　総則（第1条—第4条）

# 第一章　総則

## 第一条

（令五法八四・全改）

> 　この法律は、大麻草の栽培の適正を図るために必要な規制を行うことにより、麻薬及び向精神薬取締法（昭和二十八年法律第十四号）と相まつて、大麻の濫用による保健衛生上の危害を防止し、もつて公共の福祉に寄与することを目的とする。

### 趣　旨

　本規定は、「大麻草の栽培の規制に関する法律（昭和 23 年法律第 124 号）」（いわゆる大麻草規制法、大麻草栽培規制法）の目的を明記したものである。

※本書において、現行法の昭和 23 年 7 月 10 日法律第 124 号を「大麻草規制法」又は「法」と、令和 5 年改正前の昭和 23 年 7 月 10 日法律第 124 号を「大麻取締法」と表記する。

### 解　説

1　令和 5 年の法改正について、次のように整理することができる。

① 大麻草から製造された難治性てんかん治療薬は、諸外国で薬事承認を受けて使用可能となっており、我が国においても治験が開始されている。

　　※治験に用いられる薬物は、医薬品でないため、受施用の禁止（大麻取締法第 4 条第 1 項第 3 号）の対象外とみなされる。

　　※当該難治性てんかん治療薬の治験は、大麻研究者の免許（大麻取締法第 5 条第 1 項）を受けた者により実施されている。

② さて、当該難治性てんかん治療薬は、医療上のニーズが高いものの、たとえ我が国で薬事承認を受けたとしても、以下の規定に抵触するため、患者に施用することも、患者が施用を受けることもできない。

㈠ 何人も、大麻から製造された医薬品を施用し、又は施用のため交付してはならない（大麻取締法第 4 条第 1 項第 2 号）。

㈡ 何人も、大麻から製造された医薬品の施用を受けてはならない（大麻取締法第 4 条第 1 項第 3 号）。

③ 国際的には、諸外国で大麻の医療上の有用性が認められつつあることを踏まえ、国連麻薬委員会の会合（令和 2 年 12 月）において、単一条約の附表が改正された。従前の単一条約において、大麻及び大麻樹脂は、すべての統制措置が適用される附表Ⅰに加えて、特に危険な特性に照らして特別の統制措置を執ることが求められる附表Ⅳにも位置づけられていたが、令和 2 年 12 月の改正により附表Ⅳから外されることとなった。【法第 24 条の 7 第 2 項の解説 2 参照】

　　※「単一条約」とは、「千九百六十一年の麻薬に関する単一条約（昭和 39 年 12 月 12 日条約第 22 号）」のこと

　　※「附表Ⅰ」とは、濫用のおそれがあり、悪影響を及ぼす成分のこと

　　※「附表Ⅳ」とは、特に危険で医療用途がない成分のこと

1

④ 一方、大麻事犯の検挙人員は、平成26年以降、増加の一途をたどっており、以下のような理由により、特に若年層において濫用が拡大しているという状況にあった。

　㈠ 大麻に有害性はない、大麻は健康に良い等といった誤った情報がインターネット上で流布していること

　㈡ 麻薬及び覚醒剤には施用罪があるのに対し、大麻には使用罪が存在しないこと

　　　※「使用」とは、薬物を濫用するため、吸食や施用といった手段により用いること

⑤ また、近年、CBDを含有する大麻草由来製品の需要が高まっているが、以下の規定に抵触するため、大麻草の葉及び花穂等の規制部位に由来する製品を使用することができない。

　　　※「CBD」とは、カンナビジオール(cannabidiol)のこと

　㈠ 大麻とは、大麻草及びその製品をいう。ただし、大麻草の成熟した茎及びその製品(樹脂を除く)並びに大麻草の種子及びその製品を除く(大麻取締法第1条)。

　㈡ 大麻取扱者でなければ大麻を所持し、栽培し、譲り受け、譲り渡し、又は研究のため使用してはならない(大麻取締法第3条第1項)。

⑥ 現在では、幻覚、陶酔作用等をもたらす大麻草の有害成分は、THC類であることが判明していているため、大麻草の部位規制のみを維持することにそれほどの意味をもたない状況になっていた。

　　　※「THC類」とは、テトラヒドロカンナビノール(tetrahydrocannabinol)類のこと。テトラヒドロカンナビノールを含む有害なカンナビノイドの総称

　　　※THC類及びCBDは、大麻草の規制部位である花穂や葉に多く含まれる。

　　　※規制部位からつくられた大麻草由来製品からTHC類を完全に除去するのは困難である。

⑦ このような中、厚生労働省医薬・生活衛生局の「大麻等の薬物対策のあり方検討会(令和3年6月)」において、以下のような方向性がとりまとめられた。

　㈠ 麻向法に規定される免許制度等の流通管理の仕組みに基づき、大麻草から製造された医薬品の製造及び施用・受施用を可能とすること

　㈡ 大麻草の使用に対する罰則を設けること

　㈢ 大麻草の部位による規制から、成分に着目した規制に見直すこと

⑧ また、「経済財政運営と改革の基本方針2023(令和5年6月16日閣議決定)」において、「大麻に関する制度を見直し、大麻由来医薬品の利用等にむけた必要な環境整備を行う」ことが盛り込まれた。

⑨ そこで、大麻の医療や産業における適正な利用を図るとともに、その安易な濫用による保健衛生上の危害の発生を防止するため、令和5年の法改正により、以下の措置が講じられた。

　㈠ 大麻草から製造された医薬品の施用等を可能とするための規定の整備

　㈡ 大麻草由来の有害成分を規制するための規制の整備

　㈢ 大麻の使用を取り締まるための規制の整備

　㈣ 大麻草の栽培に関する規制の整備

⑩ なお、令和5年の法改正と連動するかたちで、同年の麻向法改正において、③大麻草及び大麻草に由来するTHC類を麻薬に指定するとともに、④譲渡、譲受け等の麻薬の

第1章　総則(第1条—第4条)

流通規制に関する規定について所要の整備が図られた。

**2**　本法の題名は、令和5年の法改正により、「大麻取締法」から「大麻草の栽培の規制に関する法律」に改められた。これについて次のように整理することができる。

① 大麻の繊維は、衣類等の生活必需品として古くから人々の生活に利用されていたが、大麻が濫用された場合には陶酔感と幻覚作用を心身に生じさせることから、大麻取締法により、以下のような用途以外の用途に使用すること及び供給すること等について、厳格な管理がなされてきた。

　㈠ 大麻繊維の利用

　㈡ 大麻種子の採取

　㈢ 大麻の学術研究

② そのような中、神社のしめ縄や七味唐辛子の配合成分といった従来からの用途以外にも、以下のような用途を認める必要性が出てきていた。

　㈠ 大麻から製造された医薬品を施用し、また、その施用を受けること

　㈡ 医薬品の原料として、大麻を利用すること

　㈢ 諸外国での利用状況からみて、ヘンプ素材、ヘンプコンクリート、CBD製品等として、大麻を利用すること

③ 大麻取締法において、大麻の利用は、種子及び成熟した茎といったTHC類を含まない部位に限られており、THC類の濃度に着目した規制はなされていなかった。ところが、医薬品の原料として大麻を利用しようとする場合には、高濃度のTHC類が必要となることが想定され得ることになる。

④ そこで、高濃度のTHC類の濫用防止を図る観点から、以下の場合による区分を設け、大麻草採取栽培者に対し、それぞれの区分に応じた栽培規制を行う必要性が認められた。

　㈠ 薬機法の承認を受けた医薬品の原料として当該大麻草を利用する場合

　㈡ 大麻草の製品(大麻草の形状を有しないものを含み、種子又は成熟した茎等の製品に限る)の原材料として当該大麻草を利用する場合

⑤ ④の用途で利用する場合における大麻草の栽培を認め、そのための栽培に関する諸規制を新設する場合、大麻草の栽培規制に重点が置かれるとともに、大麻の取締りに関する規定を麻向法に委ねることになることから、本法の題名が改められた。

**3**　令和5年の法改正により、大麻草規制法の「目的」が新設された。これについて次のように整理することができる。

① 大麻取締法では、法の目的が定められていなかったが、大麻取扱者以外の者の大麻の所持等を禁止していること等及び大麻取締法案の提案理由説明を踏まえると、「大麻の濫用による保健衛生上の危害を防止し、もって公共の福祉の増進を図ること」を目的としていたものと推察される。

② ①の「大麻取締法案の提案理由説明」は、次にかかげるとおりである。

　㈠ 大麻草に含まれている樹脂等は、麻薬と同様な害毒をもっていること

　㈡ 大麻取締法案と同時に提出している麻薬取締法案では、医師、歯科医師、薬剤師等を取締りの対象としていること

3

㈢ 大麻草を栽培している者の大体は農業従事者であることを踏まえると、麻薬取締法案とは別に大麻取締法案を設けることが妥当であること

③ さて、大麻取締法においては所持等に対する取締りが中心であったものの、令和5年の麻向法改正において大麻を麻薬として扱うことにしたため、大麻の所持、施用等については麻向法で取扱われることになった。

④ 一方、法改正後は、従来から認められていた大麻草の種子及び成熟した茎に加え、それ以外の部位についても医薬品その他産業用製品の原材料として利用できるようにしている。それゆえ、大麻草の適正な栽培を確保する必要性は、より増しているといえよう。

⑤ つまり、大麻草規制法に求められる役割である「大麻草の栽培の適正を図るために必要な規制を行うことにより、麻向法と相まって、大麻の濫用による保健衛生上の危害を防止し、もって公共の福祉に寄与すること」が法の目的として規定された。

⇒ 上記②の「樹脂」とは、大麻草から分泌された樹脂を固めたものをいう。大麻草の花穂を強くにぎって、手に付着した分泌物を集めて固めるなどして精製される。通常、大麻草の樹脂は、乾燥大麻よりもTHCが高濃度であり、また、濃縮も容易である。

**4** 「大麻草の栽培の適正を図るために必要な規制」とは、免許制度による適正な管理の下で、大麻の不正流通による濫用防止の観点を踏まえつつ、医薬品その他産業用製品の原材料としての大麻草の利活用の拡大を念頭に入れた栽培及びこれに付随する事項の規定の整備を意味している。

**5** 「麻薬及び向精神薬取締法(略)と相まつて」とあるように、大麻草規制法と麻向法が一緒になって大麻の濫用防止の目的を達成することとしている。

第1章　総則(第1条—第4条)

## 第二条

〔昭二八法一五・令五法八四・一部改正〕

　　■第2条第1項■

　　この法律で「大麻草」とは、カンナビス・サティバ・リンネをいう。

### 趣旨

　　本規定は、大麻草を定義したものである。

### 解説

**1**　「大麻草」とは、あくまで法令上の概念であって、一般に用いられる"大麻草"とは異なるものである。

**2**　「カンナビス」とは、大麻草の属名である *Cannabis* をいう。

**3**　「サティバ」とは、大麻草の種名である *sativa* をいう。

**4**　「リンネ」とは、大麻草の発見者である Linné をいう。

⇒　従前、大麻草をカンナビス・サティバ・エルと表記していたが、令和5年の法改正により、カンナビス・サティバ・リンネに改められた。これについて次のように整理することができる。

　①　エルとは、Linné の頭文字である「L」の読みをカタカナで表記したものである。

　②　一方、第十九改正日本薬局方作成要領において、生薬の植物学名は、学名の命名者の姓をフルスペルで記載することとされている。

　③　これを踏まえて、「エル」が「リンネ」に改められた。

**5**　大麻草たる「カンナビス・サティバ・リンネ」には、カンナビス属のすべての植物が含まれると解される。〈S57/9/17最高裁判決〉

⇒　日本に自生する大麻草は、カンナビス・サティバ・リンネに該当する。

■第2条第2項■

> この法律で「大麻」とは、大麻草(その種子及び成熟した茎を除く。)及びその製品(大麻草としての形状を有しないものを除く。)をいう。

**趣 旨**

本規定は、大麻を定義したものである。

**解 説**

1　本規定は、主に大麻草の部位に着目して設けられている。

2　令和5年の法改正による大麻の定義の見直しについて、次のように整理することができる。

①　原初の法令である「大麻取締規則(昭和22年厚生・農林省令第1号)」の制定当時、GHQは麻薬について厳格な方針を執っており、我が国における大麻草の栽培を禁止する算段をしていた。

　　　※「GHQ」とは、General Headquarters の略。連合国総司令部のこと

②　しかし、大麻草は、衣料はもちろんのこと、漁網や下駄の鼻緒等にも用いられており、これらの需要を満たすためには栽培を継続する必要があったことから、研究目的のほか、繊維としての茎又は食糧としての種子を得る目的に限って栽培が認められた。

③　なお、当時は、大麻の有害成分であるTHC類が特定されておらず、成分規制をすることが困難であった。

④　昭和35年以降、大麻草に含まれる生理活性成分としてTHC類やCBDが同定されるとともに、大麻のもたらす有害な作用はTHC類によることが明らかとなった。

⑤　こうした状況において、海外では大麻草から製造された医薬品が薬事承認を受け、我が国においても令和4年から治験が実施されている。大麻を医薬品の原料として利用できる科学的知見が揃いつつあり、大麻規制を見直すべきときに至ったため、令和5年の法改正により、大麻の定義の見直しが図られた。

⑥　大麻取締法第1条では、「大麻とは、大麻草(カンナビス・サティバ・エル)及びその製品をいう。ただし、大麻草の成熟した茎及びその製品(樹脂を除く)並びに大麻草の種子及びその製品を除く。」とあるように、大麻草から抽出した成分からつくられた製品を含めて「大麻」と定義していた。

⑦　大麻の定義の見直しにあたっては、麻向法において医療用麻薬の施用・受施用、流通に関する規制が整備されている現状をかんがみると、大麻草由来の医薬品を麻薬として流通を管理することが妥当であることから、大麻草由来のTHC類の成分を麻薬として規制する必要がある。とはいえ、大麻については、それ自体が濫用されている実態があること等から、大麻草及びその部位としての規制も残しておく必要がある。

⑧　そこで、令和5年の法改正により、「大麻とは、大麻草(その種子及び成熟した茎を除く)及びその製品(大麻草としての形状を有しないものを除く)をいう。」とあるように、主に大麻草の部位に着目して定義された。このように、大麻草としての形状を有しない

6

もの、すなわち大麻草から抽出した成分からつくられた製品については、大麻の定義から除外している。

**3** THC類に関する規制について、次のように整理することができる。

① 従前、大麻草に由来するTHC類については、大麻の定義(大麻取締法第1条)に該当するため、大麻取締法による規制対象となっていた。

② 現行法では、大麻草に由来するTHC類は、大麻の定義(法第1条)に該当しないため、大麻草規制法の対象となっていない。ただし、麻薬に指定されているため、麻向法による規制対象となっている。

③ なお、化学合成されたTHC類は、従前より麻薬に指定されているため、麻向法による規制対象となっている。

**4** 大麻の使用罪について、次のように整理することができる。

① 大麻草から製造された医薬品については、既に海外で薬事承認されており、我が国においても薬事承認にむけて、薬物の治験が実施されているところである。このように、大麻取締法の制定当時とは異なり、大麻の医療用途が生じていることから、大麻規制について整理しなおす必要がある。

② 麻向法において、医療用麻薬の施用・受施用、流通に関する規制が整備されていることを踏まえると、大麻草由来の医薬品についても麻薬として麻向法による規制に委ねることが妥当であることから、大麻草に由来するTHC類を麻薬として取り扱う必要がある。

③ とはいえ、大麻については、国際的に植物体(又はその一部)それ自体を直接人体に施用して濫用されている実態があるものであり、大麻の植物体(又はその一部)を施用することが禁止されていることを濫用防止の観点から明示する必要がある。特に、大麻草の花穂や葉といった部位には特有の化合物であるカンナビノイドが約120種類(例：Δ9-THC)含まれている。それぞれのカンナビノイドの効果や、カンナビノイド間の相互作用等については全てが判明しておらず、相互作用によって亢進効果もあり得るため、THC類を単一の成分として麻向法で規制するのみならず、それらを含有する大麻草及びその部位についても、別途、いずれかの法令において規制を残置しておく必要がある。

④ 他方、大麻以外の規制対象の薬物(例：麻薬、覚醒剤、あへん)については、施用罪が存在するにもかかわらず、大麻取締法では、大麻の使用罪が設けられていなかった。これは、大麻栽培者による作業時の麻酔いが薬物犯罪として扱われることへの懸念があったためである。しかし、現在では、大麻栽培者が作業時に麻酔いすることはないという調査報告がなされており、当該懸念は解消されている。

⑤ また、近年、大麻事犯が増加傾向にあるといえ、濫用が増加している状況に歯止めをかけるためには、大麻の使用を取り締まる必要があることを踏まえ、「成分規制」と「部位規制」を併存させた上で、大麻の使用罪が設けられた。

<薬物事犯別検挙件数及び検挙人員の推移>

| | | 令和元年 | 令和2年 | 令和3年 | 令和4年 |
|---|---|---|---|---|---|
| 大麻事犯 | 検挙件数 | 5,435 | 6,015 | 6,900 | 6,705 |
| | 検挙人員 | 4,321 | 5,034 | 5,482 | 5,342 |
| 麻薬及び向精神薬事犯 | 検挙件数 | 945 | 1,081 | 966 | 1,115 |
| | 検挙人員 | 457 | 562 | 541 | 673 |
| 覚醒剤事犯 | 検挙件数 | 12,020 | 12,124 | 11,598 | 8,833 |
| | 検挙人員 | 8,584 | 8,471 | 7,824 | 6,124 |
| あへん事犯 | 検挙件数 | 4 | 11 | 16 | 3 |
| | 検挙人員 | 2 | 12 | 15 | 3 |

※本表の数値には、各薬物に係る麻薬特例法違反の検挙件数・人員の数値を含む。
※本表の薬物事犯は、覚醒剤事犯、大麻事犯、麻薬及び向精神薬事犯並びにあへん事犯をいい、犯罪統計による。

⇒ 上記③の「カンナビノイド」とは、大麻に特有の化合物の一群をいう。化学構造の特徴によりいくつかのサブタイプに分類されるが、主要なものは、Δ9-THC と CBD である。なお、大麻草に含有されている有害なカンナビノイドの多くは、Δ9-THC であるため、実務上、大麻草の同定の主要な要素の一つとして Δ9-THC が用いられている。大麻草の形状があり、かつ、Δ9-THC が微量でも検出されれば、大麻草と同定される。

**5** 大麻の使用罪の根拠法について、次のように整理することができる。

① 大麻の使用罪を新設するにあたって、仮に、大麻取締法の中に規定することとした場合、大麻については同法で、麻薬である THC 類については麻向法で取り締まることになる。とはいえ、それぞれの場合の尿中の代謝物は同じであるため、捜査実務上、大麻と THC 類のいずれを使用したのかを尿中代謝物のみでは証明できず、結果として、大麻取締法及び麻向法のいずれでも処罰できない事態が生じる。

② こうした事態を回避するため、大麻を使用した場合には、大麻草に含有される有害成分である THC 類を施用したものと捉え、麻薬指定されている化学合成された THC 類の施用と同様に、麻向法の施用罪が適用できるようにすべきであろう。

③ この点、大麻草に由来する THC 類と化学合成された THC 類の有害性に差異はなく、どちらの THC 類であるかにかかわらず、体内に摂取すること自体が保健衛生上の危害を生じさせるものであると考えられることから、大麻を麻向法上の麻薬として規制することが妥当であると解される。

④ なお、大麻取締法において大麻の所持罪の法定刑は 5 年以下であったが、大麻を麻向法上の麻薬として規制することに伴い、大麻の所持罪の法定刑は、他の麻薬と同様に 7 年以下としている。

**6** 大麻の定義について、次のように整理することができる。

① 有害な成分である THC 類について、大麻草に由来するものと化学合成されたものでは、その性質や、摂取した場合の有害性に差異はないことから、それらを区別することなく、麻薬である「成分」として麻向法で規制する。

② 有害な成分である THC 類を含有する大麻草の部位について、大麻取締法と同様に、「物」として大麻草規制法で規定する。なお、類例として、麻向法により部位かつ成分として規制しているコカ葉がある。コカ葉は、コカ植物に特有の有害成分であるコカアルカロイド(例：コカイン)を含有している。

③ さて、大麻又は THC 類の施用が疑われる事案において、尿から THC 代謝物(THC-COOH)が検出されたときは、大麻又は THC 類のどちらかを摂取したことが明らかであるが、証拠上どのどちらを摂取したかを遡って明らかにすることができない場合を想定する。この場合、仮に、大麻と THC 類を完全に切り分け、互いを排斥する関係で定義していると、法執行上、いずれの使用罪も適用できないという事態が生じ得る。

　　そこで、大麻の定義を除かない形で THC 類を定義することにより、濃度基準を超え得るものであれば、THC 類の施用罪を適用することが可能になる。

④ その上で、麻向法において THC 類を規制するにあたっても、必要最小限の範囲で一部の規制を緩和する必要がある。

　　具体的には、大麻に含まれる成分のうち有害な精神作用が認められていない CBD を含有する製品については、リラックス効果等があるとされ、一般に利用されているが、こうした CBD 製品は、大麻から抽出した成分を用いているものが多い。CBD 製品から THC 類を完全に除去することは困難であるが、THC 類により保健衛生上の危害を生じるのは、一定量以上を摂取した場合に限られる。

　　このため、有害成分でない CBD の利用を必要最小の範囲で認める観点からは、THC 類に設ける規制緩和の基準及びその適用範囲についても、必要最小限とする。

⑤ また、従前より大麻の規制部位から除外されている「成熟した茎及びその製品(樹脂を除く)並びに種子及びその製品」については、古来より利用されてきた部位であることに加え、THC 類をほとんど含有しないことから、大麻草規制法においてもこれを維持することにしている。なお、近年、THC 類を含有する抽出物の製品(例：リキッド)の濫用がみられるが、たとえ「成熟した茎」や「種子」から抽出した THC を含有するものであっても、取締りの対象となる。

⑥ ①から⑤までの観点を踏まえ、以下のように定められた。
　㈠ 大麻を麻薬として指定すること(麻向法第2条第1項第1号)
　㈡ 大麻を「大麻草(その種子及び成熟した茎を除く)及びその製品(大麻草としての形状を有しないものを除く)」と定義すること(法第2条第2項)
　㈢ THC 類を「六a・七・八・十a―テトラヒドロ―六・六・九―トリメチル―三―ペンチル―六H―ジベンゾ〔b・d〕ピラン――一オール(別名：デルタ九テトラヒドロカンナビノール)及びその塩類」等と定義すること(麻向法別表第1第42号等)
　㈣ 一定の濃度基準を下回るとして麻薬から除外するものを「その濫用による保健衛生上の危害が発生しない量として政令で定める量以下の第四十二号に掲げる物(大麻草としての形状を有しないものに限る)を含有する物であって、前各号(同号を除く)に掲げる物又は大麻を含有しないもの」と規定すること(麻向法別表第1第78号ロ)

⇒　上記⑥㈢の THC 類について、改正前の指定政令では、次の①から⑦までに掲げる成分

と定義していた。なお、①及び④から⑦までは、天然には存在しない成分である。また、②及び③は、化学合成された成分に限定している。

> ※「指定政令」とは、麻薬、麻薬原料植物、向精神薬及び麻薬向精神薬原料を指定する政令(平成2年政令第238号)の略称

① 六a・七・八・九—テトラヒドロ—六・六・九—トリメチル—三—ペンチル—六H—ジベンゾ〔b・d〕ピラン——一オール(別名デルタ十テトラヒドロカンナビノール)及びその塩類(改正前の指定政令第1条第66号)

② 六a・七・八・十a—テトラヒドロ—六・六・九—トリメチル—三—ペンチル—六H—ジベンゾ〔b・d〕ピラン——一オール(別名デルタ九テトラヒドロカンナビノール)(分解反応以外の化学反応(大麻草及びその製品に含有されている六a・七・八・十a—テトラヒドロ—六・六・九—トリメチル—三—ペンチル—六H—ジベンゾ〔b・d〕ピラン——一オールを精製するために必要なものを除く)を起こさせることにより得られるものに限る)及びその塩類(改正前の指定政令第1条第67号)

③ 六a・七・十・十a—テトラヒドロ—六・六・九—トリメチル—三—ペンチル—六H—ジベンゾ〔b・d〕ピラン——一オール(別名デルタ八テトラヒドロカンナビノール)(分解反応以外の化学反応(大麻草及びその製品に含有されている六a・七・十・十a—テトラヒドロ—六・六・九—トリメチル—三—ペンチル—六H—ジベンゾ〔b・d〕ピラン——一オールを精製するために必要なものを除く)を起こさせることにより得られるものに限る)及びその塩類(改正前の指定政令第1条第68号)

④ 六a・九・十・十a—テトラヒドロ—六・六・九—トリメチル—三—ペンチル—六H—ジベンゾ〔b・d〕ピラン——一オール(別名デルタ七テトラヒドロカンナビノール)及びその塩類(改正前の指定政令第1条第69号)

⑤ 七・八・九・十—テトラヒドロ—六・六・九—トリメチル—三—ペンチル—六H—ジベンゾ〔b・d〕ピラン——一オール(別名デルタ六a(十a)テトラヒドロカンナビノール)及びその塩類(改正前の指定政令第1条第70号)

⑥ 八・九・十・十a—テトラヒドロ—六・六・九—トリメチル—三—ペンチル—六H—ジベンゾ〔b・d〕ピラン——一オール(別名デルタ六a(七)テトラヒドロカンナビノール)及びその塩類(改正前の指定政令第1条第71号)

⑦ 六a・七・八・九・十・十a—ヘキサヒドロ—六・六—ジメチル—九—メチレン—三—ペンチル—六H—ジベンゾ〔b・d〕ピラン——一オール(別名デルタ九(十一)テトラヒドロカンナビノール)及びその塩類(改正前の指定政令第1条第111号)

**7** 麻薬に容易に変換される物質について、次のように整理することができる。

① 大麻草に含まれるカンナビノイドの中には、日光にあたると容易に麻薬成分に変換され、有害な精神作用を示すようになるもの(例：THCA類)が存在する。このような物質は、加熱等の操作により容易に有害な精神作用が発現し、濫用されるおそれがある。

> ※「THCA」とは、Tetrahydrocannabinolic Acidの略
> ※生育中の植物体内においては大半がTHCA類として存在し、採取後、THCA類は日光等により分解され、容易にTHC類となる。

② 例えば、大麻草に含まれるΔ9-THCAは、安定性が高くなく、光や熱により、Δ9-THC

に容易に化学変化してしまう。そもそも化学的変化をさせてΔ9-THC に変換して濫用に供する以外に用途がないことから、Δ9-THCA の所持、譲渡、譲渡し、譲受け、輸出及び輸入は、濫用のためであると強く推認することができる。

③ しかしながら、従前の麻向法では麻薬として規制されていなかったことから、Δ9-THCA の所持等を取り締まることができなかった。とはいえ、Δ9-THCA 自体を体内に取り込んでも有害性を示さないことから、麻薬と指定することは難しい。

④ 麻薬に容易に変換される物質については、麻薬に容易に化学的変化をさせて施用でき、かつ、科学的変化をさせて濫用する以外に用途がないにもかかわらず、当該物質の所持等が刑事訴追の対象とならないのは不合理であることから、麻薬とみなして規制する必要がある。

⑤ そこで、令和5年の麻向法改正により同法第2条第2項が新設され、「麻薬(同法別表第1に掲げる物)以外の物であって、化学的変化(代謝を除く)により容易に同表に掲げる物を生成するものとして政令で定めるものについては、麻薬とみなして、麻向法の規定(同法第27条及び同条の規定に係る罰則を除く)を適用する」こととされた。
　　※「同法第27条」とは、麻薬の施用、施用のための交付及び麻薬処方箋に係る規定のこと
　　※「同条の規定に係る罰則」とは、麻向法第66条の2のこと

### <改正前の麻向法等による薬物規制>

| | 麻向法 | | | 大麻取締法 |
|---|---|---|---|---|
| | ①麻薬<br>(②及び③を除く) | ②コデイン類 | ③THC 類<br>(化学合成されたものに限る) | ④大麻 |
| 規制の態様 | 成分規制 | | | 部位規制 |
| 濃度の基準値 | なし | あり<br>(基準値以上を規制) | | なし |

### <改正後の麻向法による薬物規制>

| | 麻向法 | | | |
|---|---|---|---|---|
| | ①麻薬<br>(②から④までを除く) | ②コデイン類 | ③THC 類 | ④大麻 |
| 規制の態様 | 成分規制 | | | 成分・部位規制 |
| 濃度の基準値 | なし | あり<br>(基準値以上を規制) | | なし |

**8**　「大麻」に該当する物は、麻薬として取締りの対象となる。〈麻向法第2条第1項第1号〉

**9**　「大麻草」とは、種子から発芽した状態をいう。生育中か否かによらず、単に全草状態のものを指し、茎や種子といった部位を含む概念である。

⇒　生育中の大麻草とは、土に植わっている状態、プランターで栽培されている状態、水耕栽培の状態など、栽培方法の如何を問わず、生育過程にあるものをいう。

**10**　「種子」とは、大麻草の他の部分から分離している種子のみをいうと解される。ただし、大麻草のなかに僅かな量の種子が一体となって混在している場合には、種子を含めた大麻草全体を規制の対象とするのが相当である。〈S59/3/21 東京高裁判決〉

⇒　相当量の種子が大麻に混在している場合、その混在している種子についてまで大麻所持罪の成立を認めたものではないと解される。〈S59/11/1 大阪高裁判決〉

11　「成熟」とは、一般に、胚が発芽可能な状態にまで熟している状態をいう。

12　「成熟した茎」とは、繊維製品として麻を得るのに適した状態に達した茎の部分が、大麻草から分離されて、それに適する形状になったものと解される。〈S60/6/21 東京高裁判決〉

⇒　茎が成熟しているかどうかの観点ではなく、原則、茎が大麻草から分離されているかどうかの観点から、規制の対象とするか否かを判定するものとして整理されている。

13　「その製品」とは、大麻草から得られたものいう。具体的には、大麻草の乾燥させた葉、花穂、樹脂等が該当し、これには乾燥大麻、大麻タバコ、液体大麻も含まれる。

⇒　大麻草の種子の製品として、当該種子を用いて製造された鳥の餌、七味唐辛子、CBD オイル等が該当する。

⇒　大麻草の成熟した茎の製品として、当該茎から採取した麻の製品が該当し、これには、幣、玉串、共白髪、おがら、弓弦も含まれる。

　　　※「幣」とは、祈願をし、祓えのために神前で用いる紙や布のこと
　　　※「玉串」とは、神前に捧げる、紙垂（榊などに垂らす紙片）や木綿（楮を原料とした布）をつけた榊の枝のこと
　　　※「共白髪」とは、婚姻時に共に白髪になる日まで添い遂げることを誓う祝いの品のこと
　　　※「おがら」とは、麻の茎を剥いで内部を乾燥させた麻茎の芯（麻殻）のこと

14　「大麻草としての形状を有しないものを除く」とあるように、大麻草としての形状を有しない製品は「大麻」ではない。当該製品は、THC 類の含有濃度の多寡により、THC 類又は非麻薬のいずれかになり、THC 類を多く含むものは「麻薬」として取締りの対象となる。〈麻向法別表第一〉

第1章　総則(第1条—第4条)

■第2条第3項■

　この法律で「大麻草栽培者」とは、第一種大麻草採取栽培者、第二種大麻草採取栽培者及び大麻草研究栽培者をいう。

**趣 旨**

　本規定は、大麻草栽培者を定義したものである。

**解 説**

1　大麻草栽培者について、次のように整理することができる。

　① 第一種採取栽培者及び第二種採取栽培者は、大麻草の種子及び繊維を「採取」する目的で大麻草を栽培する者である。

　　　※本書において「第一種採取栽培者」とは、第一種大麻草採取栽培者のこと
　　　※本書において「第二種採取栽培者」とは、第二種大麻草採取栽培者のこと

　② 研究栽培者は、大麻草を「研究」する目的で栽培する者である。

　　　※本書において「研究栽培者」とは、大麻草研究栽培者のこと

　③ ①及び②から分かるように、第一種採取栽培者、第二種採取栽培者及び研究栽培者は、いずれも大麻草を栽培する者であることから、「大麻草栽培者」と総称したものである。

2　「第一種大麻草採取栽培者」とは、都道府県知事の免許を受けて、大麻草から製造される製品(大麻草としての形状を有しないものを含み、種子又は成熟した茎の製品その他の厚生労働省令で定めるものに限る)の原材料を採取する目的で、大麻草を栽培する者をいう。【法第2条第4項参照】

3　「第二種大麻草採取栽培者」とは、厚生労働大臣の免許を受けて、医薬品の原料を採取する目的で、大麻草を栽培する者をいう。【法第2条第5項参照】

4　「大麻草研究栽培者」とは、厚生労働大臣の免許を受けて、大麻草を研究する目的で、大麻草を栽培する者をいう。【法第2条第6項参照】

13

■第2条第4項■

> この法律で「第一種大麻草採取栽培者」とは、第五条第一項の規定により都道府県知事の免許を受けて、大麻草から製造される製品(大麻草としての形状を有しないものを含み、種子又は成熟した茎の製品その他の厚生労働省令で定めるものに限る。)の原材料を採取する目的で、大麻草を栽培する者をいう。

**趣　旨**

本規定は、第一種採取栽培者を定義したものである。

**解　説**

1　大麻草採取栽培者の区分について、次のように整理することができる。

① 大麻取締法では、有害成分をほとんど含有していない繊維又は種子を採取する目的に限って、免許栽培者による大麻草の栽培が認められ、有害成分を含む葉や花穂は規制部位として扱われていた。

② さて、近年、大麻草に由来する製品として利用ニーズが高まっている CBD は、大麻草の規制部位に多く含まれており、効率的に採取するためには規制部位の産業利用を認める必要がある。また、科学の進展により大麻草に由来する医薬品が実現しつつあることから、そうした医薬品の施用等を可能とするとともに、医薬品の原料として高濃度の THC 類を含有する大魔装の栽培を認める必要もある。

③ ①で示したとおり、従前は、栽培する大麻草の有害成分の多寡にかかわらず一律の規制がなされてきたが、医薬品その他産業用製品の原材料として利用するために大麻草の栽培を認めるようにした場合、大麻草に由来する CBD 及び THC 類の利用が拡大していくことが想定される。

④ そのため、医薬品の原料として利用される高濃度の THC 類を含む大麻草については、加工せずともそのままの状態で濫用の危険性を有することを踏まえると、厳格な栽培規制の対象とする必要がある。

⑤ 一方、大麻草製品の原材料として利用される大麻草については、CBD 製品やバイオプラスチック等への利用が海外で進んでいる。この場合、当該大麻草の利用にあたって、THC 類の含有量に着目した基準を設けている国等(例：アメリカ、ドイツ、フランス、オーストリア、チェコ、イタリア、欧州委員会)もある。

⑥ なお、我が国では、種子又は成熟した茎のみを利用の対象としていたことから、大麻草の THC 類の含有量に着目した基準はこれまで設けられていなかったが、単一条約との整合性の観点からも、大麻草の製品の原材料として利用する目的で栽培する大麻草については、THC 類が低濃度の品種に限定すべきと考えられる。

⑦ そこで、令和5年の法改正により、免許栽培者が以下のとおりに区分された。

㈠ 大麻草の製品の原材料として利用する目的で栽培を行う第一種採取栽培者

㈡ 医薬品の原料として利用する的で栽培を行う第二種採取栽培者

2　「都道府県知事」とあるように、第一種採取栽培者には、厚生労働大臣ではなく、都

道府県知事の免許が与えられる。これは、第一種採取栽培者が栽培可能な大麻草は、低濃度の品種に限られるためである。

3　「免許」とは、禁止されている行為を解除する処分であり、講学上の「許可」にあたる。大麻草規制法では、次のように使い分けがなされている。

① 一般に禁止されている行為を反復継続して業として営む者に対し、当該行為について包括的に権原（けんばら）を与えることを「免許」としている。

② 一般に禁止されている行為について個別的に権原を与えることを「許可」としている。

4　「製品」とは、一般消費者が手にする最終製品のみを指すのではなく、いわゆる企業間取引の対象となる中間製品(最終製品をつくるためのもの)も含まれる。

5　「種子又は成熟した茎の製品」とあるが、これは、第一種採取栽培者が栽培する大麻草の製品を例示したものである。「種子の製品」と「成熟した茎の製品」を例とした理由は、我が国において、麻縄、おがら、香辛料等の製品が一般に広く流通しているためである。

6　「厚生労働省令で定めるもの」は、次に掲げるもの(麻薬に該当しないもの又は指定薬物を含有しないものに限る)とする。〈則第1条〉

① 飲食料品

② 化粧品

③ 建築用資材その他の資材

④ 嗜好品

⑤ 飼料

⑥ 肥料

⑦ 燃料

⇒　上記の「麻薬」とは、麻向法別表第1に掲げる物及び大麻をいう。〈麻向法第2条第1項第1号〉

⇒　上記の「指定薬物」とは、精神毒性を有する蓋然性が高く、かつ、人の身体に使用された場合に保健衛生上の危害が発生するおそれがある物(覚醒剤、麻薬、向精神薬、あへん及びけしがらを除く)として、厚生労働大臣が薬事審議会の意見を聴いて指定するものをいう。〈薬機法第2条第15項〉

※「精神毒性」とは、中枢神経系の興奮もしくは抑制又は幻覚の作用(当該作用の維持又は強化の作用を含む)をいう。

※「薬機法」とは、医薬品、医療機器等の品質、有効性及び安全性の確保等に関する法律(昭和35年法律第145号)の略称

7　第一種採取栽培者が市場に供給できる製品は、以下のものに限られる。

① 大麻草としての形状を有する種子又は成熟した茎の製品

② 濃度基準以下の大麻草としての形状を有しない製品

8　「原材料」とあるが、これについて次のように整理することができる。

① 一般的には、製品を製造するための素材のうち、完成品からみて原型をとどめているものを「材料」いう。

② 一般的には、製品を製造するための素材のうち、完成品からみて原型をとどめていないものを「原料」いう。

③ 大麻から製造される製品として、以下のようなものが想定される。

　㈠ 大麻草としての形状の原型をとどめているもの　―　麻縄、おがら

　㈡ 大麻草としての形状の原型をとどめていないもの　―　CBD 製品

④ そのため「材料」ではなく「原料」でもなく、「原材料」としている。

**9** 「大麻草」とあるが、第一種採取栽培者が栽培できる大麻草は、THC の含有量が政令で定める基準を超えない低濃度の品種に限られる。【法第 12 条の 3 参照】

第1章　総則（第1条—第4条）

### ■第２条第５項■

この法律で「第二種大麻草採取栽培者」とは、第十三条第一項の規定により厚生労働大臣の免許を受けて、医薬品、医療機器等の品質、有効性及び安全性の確保等に関する法律（昭和三十五年法律第百四十五号）第二条第一項に規定する医薬品の原料を採取する目的で、大麻草を栽培する者をいう。

**趣旨**

本規定は、第二種採取栽培者を定義したものである。

**解説**

1　「厚生労働大臣」とあるように、第二種採取栽培者には、都道府県知事ではなく、厚生労働大臣の免許が与えられる。これは、第二種採取栽培者は、THC類を高濃度に含有する品種を栽培することが可能であるためである。

2　「医薬品」とは、次に掲げる物をいう。〈薬機法第２条第１項〉

① 日本薬局方に収められている物

② 人又は動物の疾病の診断、治療又は予防に使用されることが目的とされている物であって、機械器具等でないもの（医薬部外品及び再生医療等製品を除く）

　※「機械器具等」とは、機械器具、歯科材料、医療用品、衛生用品並びにプログラム及びこれを記録した記録媒体をいう。

　※「プログラム」とは、電子計算機に対する指令であって、一つの結果を得ることができるように組み合わされたものをいう。

③ 人又は動物の身体の構造又は機能に影響を及ぼすことが目的とされている物であって、機械器具等でないもの（医薬部外品、化粧品及び再生医療等製品を除く）

⇒　大麻草から製造された医薬品は、「麻薬」として扱われることから、麻向法による麻薬の施用・受施用、流通に関する規制が適用されることになる。

3　「原料」とあるが、これについて次のように整理することができる。

① 医薬品に配合されている大麻草に由来する成分は、大麻草としての形状の原型をとどめていない。

② 一方で、大麻草としての形状の原型をとどめているものを利用した医薬品は想定されない。

③ そのため「原材料」ではなく、「原料」としている。

■第2条第6項■

　この法律で「大麻草研究栽培者」とは、第十三条第一項の規定により厚生労働大臣の免許を受けて、大麻草を研究する目的で、大麻草を栽培する者をいう。

**趣　旨**

　本規定は、研究栽培者を定義したものである。

**解　説**

1　研究栽培者について、次のように整理することができる。

　① 大麻取締法で規定する大麻研究者は、都道府県知事の免許を受けて、大麻を研究する目的で大麻草を栽培し、又は大麻を使用する者であることから、大麻草の栽培を行うことも、THC類を抽出することもできた。

　② しかし、大麻草規制法で規定する研究栽培者に認められる行為は、研究目的で大麻草を栽培することに限られる。

　③ 一方、麻向法で規定する麻薬研究者とは、都道府県知事の免許を受けて、学術研究のため、麻薬原料植物を栽培し、麻薬(例：大麻)を製造し、又は麻薬(例：大麻)、あへん若しくはけしがらを使用する者をいう。

　④ 大麻草を栽培する行為は、麻薬研究者の権能に含まれていないため、THC類の研究者は、研究栽培者免許(法第13条)と麻薬研究者免許(麻向法第3条)の両方を取得する必要がある。

⇒　上記③の「麻薬原料植物」について、次のように整理することができる。

　① 麻薬原料植物は、麻向法において、学術研究のためにのみ栽培が認められているものである。したがって、産業用製品の原材料又は医薬品の原料として用いる目的で、麻薬原料植物を栽培することはできない。

　② 大麻草は、大麻草規制法において、㈠研究目的で、研究栽培者が栽培すること、㈡産業用製品の原材料又は医薬品の原料として用いる目的で、第一種採取栽培者又は第二種採取栽培者が栽培することが認められている。

　③ このように、大麻草では、麻薬原料植物と比べて栽培できる者及び用途が拡大されていることを踏まえ、大麻草は麻薬原料植物に含まれないものと整理している。

2　「大麻草を研究する目的」とあるように、「大麻を研究する目的」ではない。そのため、研究栽培者において大麻草からその成分を抽出等する行為は想定されていない。

第1章　総則(第1条—第4条)

# 第三条

〈令五法八四・全改〉

大麻草栽培者でなければ大麻草を栽培してはならない。

**趣 旨**

　本規定は、大麻草栽培者でない限り、大麻草を栽培することは禁止される旨を定めたものである。

**解 説**

**1**　「大麻草栽培者」とは、第一種採取栽培者、第二種採取栽培者及び研究栽培者をいう。
〈法第2条第3項〉

**2**　大麻草栽培者以外の者の栽培禁止ついて、次のように整理することができる。

① 大麻取締法では、「大麻取扱者でなければ大麻を所持し、栽培し、譲り受け、譲り渡し、又は研究のため使用してはならない(同法第3条第1項)」、また、「大麻を所持することができる者は、大麻をその所持する目的以外の目的に使用してはならない(同法第3条第2項)」としていた。

② 令和5年の麻向法改正において大麻を麻薬として扱うことにしたため、大麻の所持、譲り受け、譲渡については、それぞれ以下の規制の対象となる。

㈠ 麻向法第28条第1項(所持)

㈡ 麻向法第26条第1項及び第3項(譲受け)

㈢ 麻向法第24条第1項及び第10項(譲渡)

③ また、大麻をみだりに使用し、みだりに所持した場合には、それぞれ以下の規制の対象となる。

㈠ 麻向法第27条第1項(施用)

㈡ 麻向法第28条第1項(所持)

④ ②及び③から明らかなように、大麻草規制法において、大麻の所持、譲り受け、譲渡、使用及び所持について規制する必要性がなくなったことから、令和5年の法改正により「栽培」に関連する部分のみを残置する全面改正が行われた。

**3**　濫用等目的で大麻草を栽培した場合の罰則について、次のとおり定められている。〈法第24条〉

① 大麻草をみだりに栽培した者は、1年以上10年以下の拘禁刑に処する。
　　※本書における「拘禁刑」とは、令和7年6月1日施行の改正刑法で規定する拘禁刑をいう。
　　【法第24条第1項の解説3参照】

② 営利の目的で①の罪を犯したときは、当該罪を犯した者は、1年以上の有期拘禁刑に処し、又は情状により1年以上の有期拘禁刑及び500万円以下の罰金に処する。

③ ①及び②の未遂罪は、罰する。

⇒ 上記①又は②の罪を犯す目的でその予備をした者は、5年以下の拘禁刑に処する。〈法第24条の3〉

19

⇒ 情を知って、上記①又は②の罪にあたる行為に要する資金、土地、建物、艦船、航空機、車両、設備、機械、器具又は原材料(大麻草の種子を含む)を提供し、又は運搬した者は、5年以下の拘禁刑に処する。〈法第24条の4〉

⇒ 法人の代表者又は法人もしくは人の代理人その他の従業者が、その法人又は人の業務に関して、上記②又は③(②に係るものに限る)の罪を犯したときは、いわゆる両罰規定の対象となっており、行為者を罰するほか、その法人又は人には500万円以下の罰金刑を科する。〈法第27条〉

**4** 法第24条、第24条の3及び第24条の4の罪は、日本国外において犯した者にも適用する。〈法第24条の5〉

**5** 法第24条及び第24条の3の罪に係る大麻草で、犯人が所有し、又は所持するものは、没収する。ただし、犯人以外の所有に係るときは、没収しないことができる。〈法第24条の7第1項〉

⇒ 上記の罪の実行に関し、大麻草の運搬の用に供した艦船、航空機又は車両は、没収することができる。〈法第24条の7第2項〉

## ＜法第4条の削除＞

**6** 大麻取締法では、大麻から製造された医薬品を施用し、又は施用のために交付すること、及び施用を受けることが禁止されていたが、令和5年の法改正により当該規定が削除された。これについて次のように整理することができる。

(1) 従前、大麻及び大麻樹脂は、単一条約上、すべての統制措置が適用される附表Ⅰに加えて、その薬品の特に危険な特性に照らして必要であると認められる附表Ⅳにも位置付けられていた。

(2) ところが、諸外国において大麻の医療上の有用性が認められていることを踏まえ、国連麻薬委員会(令和2年12月開催)におけるWHO勧告の可決により附表Ⅳから外れた。

(3) また、大麻草から製造された医薬品を承認した国も出てきている。特に、難治性てんかんに用いる大麻草由来のエピディオレックスについては、代替がなく、医療上のニーズが高い。エピディオレックスは、我が国においては同薬を治療に用いることも製造販売することもできないが、近いうちに承認申請がなされる可能性があり、患者団体からも大麻取締法のすみやかな改正が要望されていた。

> ※「エピディオレックス」とは、GW Pharmaceuticals社のEPIDIOLEXのこと。**大麻草由来のカンナビジオールを有効成分とする医薬品**で、**難治性てんかんであるレノックス・ガストー症候群やドラベ症候群等に用いられる。**

(4) そこで、法第4条が削除されたが、その詳細は以下のとおりである。

① 同条第1項では、「何人も次に掲げる行為をしてはならない」と規定した上で、第1号から第4号までの禁止行為を列挙していた。

(一) 同項第1号は、大麻の輸出入を禁止しているが、大麻を麻薬として扱うことにしたことから麻向法第13条(輸入)及び第17条(輸出)による規制の対象となるため、存置しておく必要がないこと

(二) 同項第2号は、大麻から製造された医薬品の施用等を禁止しているが、大麻か

第1章　総則(第1条—第4条)

ら製造された医薬品の施用等を認めることとするため、存置する必要がないこと

(三) 同項第 3 号は、大麻から製造された医薬品の施用を受けることを禁止しているが、大麻から製造された医薬品の施用等を認めることとするため、存置する必要がないこと

(四) 同項第 4 号は、大麻に関する広告を禁止しているが、大麻を麻薬として扱うことにしたことから麻向法第 29 条の 2(広告)による規制の対象となるため、存置しておく必要がないこと

② 同条第 2 項では、大麻研究者による大麻の輸出入の許可に係る都道府県知事の経由事務について規定していたが、大麻を麻薬として扱うことにしたことから存置しておく必要がないこと

## ＜大麻の廃棄＞

**7** 麻薬を廃棄しようとする者(大麻を廃棄しようとする大麻草栽培者を除く)は、廃棄する麻薬の品名及び数量並びに廃棄の方法について都道府県知事に届け出て、当該職員の立会いの下に行わなければならない。〈麻向法第 29 条本文〉

⇒ 上記に「大麻を廃棄しようとする大麻草栽培者を除く」とあるように、大麻草栽培者による大麻の廃棄については、大麻草の栽培に付随する行為とみなされることから、麻向法ではなく、大麻草規制法の規定を適用するものとしている。

**8** 大麻草栽培者による大麻の廃棄について、次のように整理することができる。

① 第一種採取栽培者については、届出による大麻の廃棄(法第 12 条)が適用される。

② 第二種採取栽培者については、届出による大麻の廃棄(法第 17 条第 1 項により準用する第 12 条)が適用される。

③ 研究栽培者については、届出による大麻の廃棄(法第 17 条第 2 項により準用する第 12 条)が適用される。

④ 大麻草栽培者が届出をせずに大麻を廃棄した場合には、麻向法ではなく、大麻草規制法の罰則(法第 25 条第 4 号)が適用される。

**9** 第一種採取栽培者又は第二種採取栽培者による麻薬の廃棄について、次のように整理することができる。

① 加工の許可を受けた第一種採取栽培者又は第二種採取栽培者は、大麻草の加工の過程において生じた麻薬(別表第 1 第 42 号及び第 43 号に掲げる物に限る)を所持することができる。

　※「別表第 1 第 42 号及び第 43 号に掲げる物」とは、(一)デルタ九テトラヒドロカンナビノール及びその塩類、(二)デルタ八テトラヒドロカンナビノール及びその塩類をいう。

② ①の麻薬については、麻向法第 29 条の規定に基づいて廃棄することになる。

## ＜大麻の製造＞

**10** 麻薬製造業者でなければ、麻薬(ジアセチルモルヒネ等を除く)を製造してはならない。
〈麻向法第 20 条第 1 項本文〉

　※「麻薬製造業者」とは、厚生労働大臣の免許を受けて、麻薬を製造することを業とする者をいう。〈麻向法第 2 条第 1 項第 12 号〉

　※「ジアセチルモルヒネ等」とは、ジアセチルモルヒネ、その塩類又はこれらのいずれかを含有

する麻薬をいう。〈麻向法第12条第1項〉

⇒　上記の規定(製造の禁止)は、加工の許可を受けた第一種採取栽培者又は第二種採取栽培者が、大麻草の加工の過程において麻薬(別表第1第42号及び第43号に掲げる物に限る)を製造する場合には適用されない。〈麻向法第20条第1項但書第2号〉

11　第一種採取栽培者又は第二種採取栽培者による大麻の製造について、次のように整理することができる。

①　加工の許可を受けた第一種採取栽培者又は二種栽培者は、大麻草の成分を抽出するにあたり麻薬の製造を伴う場合があることから、麻薬の製造禁止(麻向法第20条第1項本文)の例外として、大麻草の加工の過程において麻薬を製造できるとしている(同項但書第2号)。

②　①に「大麻草の加工の過程において麻薬を製造」とあるが、第一種採取栽培者においては麻薬を最終生産物として製造できないものと、第二種採取栽培者においては麻薬を最終生産物として製造できるものと想定している。

＜大麻の譲渡＞

12　麻薬営業者でなければ、麻薬を譲り渡してはならない。〈麻向法第24条第1項本文〉
　　※「麻薬営業者」とは、麻薬施用者、麻薬管理者及び麻薬研究者以外の麻薬取扱者をいう。〈麻向法第2条第1項第9号〉
　　※「麻薬施用者」とは、都道府県知事の免許を受けて、疾病の治療の目的で、業務上麻薬を施用し、もしくは施用のため交付し、又は麻薬を記載した処方箋を交付する者をいう。〈麻向法第2条第1項第18号〉
　　※「麻薬管理者」とは、都道府県知事の免許を受けて、麻薬診療施設で施用され、又は施用のため交付される麻薬を業務上管理する者をいう。〈麻向法第2条第1項第19号〉
　　※「麻薬研究者」とは、都道府県知事の免許を受けて、学術研究のため、麻薬原料植物を栽培し、麻薬を製造し、又は麻薬、あへんもしくはけしがらを使用する者をいう。〈麻向法第2条第1項第20号〉

⇒　上記の規定(譲渡の禁止)は、次に掲げる場合には適用されない。

①　第一種採取栽培者が、製品原材料大麻を他の第一種採取栽培者、研究栽培者、麻薬製造業者又は麻薬研究施設の設置者に譲り渡す場合(麻向法第24条第1項但書第4号)
　　※「製品原材料大麻」とは、大麻草から製造される製品(大麻としての形状を有しないものを含み、種子又は成熟した茎の製品等に限る)の原材料として使用する大麻(加工の許可を受けた第一種採取栽培者が大麻草の加工の過程において得たものを含む)をいう。

②　第二種採取栽培者が、医薬品原料大麻を他の第二種採取栽培者、研究栽培者、麻薬製造業者もしくは麻薬研究施設の設置者に譲り渡す場合又は麻向法第20条第1項第2号に掲げる場合における麻薬を麻薬製造業者もしくは麻薬研究施設の設置者に譲り渡す場合(同但書第5号)
　　※「医薬品原料大麻」とは、医薬品の原料として使用する大麻(加工の許可を受けた第二種採取栽培者が大麻草の加工の過程において得たものを含む)をいう。
　　※「麻向法第20条第1項第2号に掲げる場合における麻薬」とは、㈠デルタ九テトラヒドロカンナビノール及びその塩類、㈡デルタ八テトラヒドロカンナビノール及びその塩類をいう。

③　研究栽培者が、大麻草を研究する目的のために所持する大麻を大麻草栽培者、麻薬製造業者又は麻薬研究施設の設置者に譲り渡す場合(同但書第6号)

第1章　総則(第1条—第4条)

**13**　第一種採取栽培者による大麻の譲渡について、次のように整理することができる。

　①　第一種採取栽培者が、麻薬である大麻(例：大麻草の苗木)を譲渡できる相手方は、以下の者に限られること(麻向法第24条第1項但書第4号)

　　㈠　他の第一種採取栽培者

　　㈡　研究栽培者

　　㈢　麻薬製造業者

　　㈣　麻薬研究施設の設置者

　　　　※「麻薬研究施設」とは、麻薬研究者が研究に従事する研究施設をいう。〈麻向法第2条第1項第23号〉

　②　①㈢に「麻薬製造業者」とあるが、これは、大麻草から成分を抽出する過程において、当該第一種採取栽培者の技術力ではTHC類以外の成分とTHC類を分離することができず、成分抽出の過程を麻薬製造業者に依頼等することを想定しているためである。

　③　なお、第一種採取栽培者は大麻草由来製品の原材料として使用する大麻草を栽培する者で、第二種採取栽培者は医薬品の原料として使用する大麻草を栽培する者である。このように両者は異なる製品の原材料又は原料とするために大麻草を栽培する者であることから、第一種採取栽培者と第二種採取栽培者間における大麻の譲渡は想定していない。

　④　第一種採取栽培者が譲渡できる大麻は、製品原材料大麻に限られること(同但書第4号)

　⑤　第一種採取栽培者が大麻草の加工の過程において製造した麻薬については、すべてを廃棄させることとし、第三者に譲渡することは想定していない。

⇒　上記①㈣に「麻薬研究施設の設置者」とあるが、麻薬研修施設において麻薬の研究を行う麻薬研究者については、大麻の所有権の主体になり得ない。そこで、大麻の譲渡先を「麻薬研究施設の麻薬研究者」ではなく、「麻薬研究施設の設置者」としている。

**14**　第二種採取栽培者による大麻の譲渡について、次のように整理することができる。

　①　第二種採取栽培者が、麻薬である大麻を譲渡できる相手方は、以下の者に限られること(麻向法第24条第1項但書第5号)

　　㈠　他の第二種採取栽培者

　　㈡　研究栽培者

　　㈢　麻薬製造業者

　　㈣　麻薬研究施設の設置者

　②　第二種採取栽培者が、麻向法第20条第1項第2号に掲げる場合における麻薬を譲渡できる相手方は、以下の者に限られること(同但書第5号)

　　㈠　麻薬製造業者

　　㈡　麻薬研究施設の設置者

　③　②に「他の第二種採取栽培者」が含まれていないが、これは、大麻をTHC類にした状態で、他の第二種採取栽培者に譲渡するケースが想定されないためである。

　④　②に「研究栽培者」が含まれていないが、これは、研究栽培者は、大麻草の研究目的で大麻草を栽培する者であり、大麻草の加工やTHC類を所持することが想定されな

23

いためである。

⑤ 第二種採取栽培者が譲渡できる大麻は、医薬品原材料大麻に限られること(同但書第5号)

15 研究栽培者による大麻の譲渡について、次のように整理することができる。

① 研究栽培者が、麻薬である大麻を譲渡できる相手方は、以下の者に限られること(麻向法第24条第1項但書第6号)

㈠ 大麻草栽培者

㈡ 麻薬製造業者

㈢ 麻薬研究施設の設置者

② ①㈡に「麻薬製造業者」とあるが、これは、研究栽培者の研究成果として、医薬品製造のために大麻を譲渡することが想定されるためである。

③ 研究栽培者が譲渡できる大麻は、大麻草を研究する目的のために所持する大麻に限られること(同但書第6号)

＜大麻の譲受け＞

16 麻薬営業者、麻薬診療施設の開設者、麻薬研究施設の設置者又は大麻草栽培者でなければ、麻薬を譲り受けてはならない。〈麻向法第26条第1項本文〉

※「麻薬診療施設」とは、麻薬施用者が診療に従事する病院等をいう。〈麻向法第2条第1項第22号〉

17 麻薬営業者、麻薬診療施設の開設者、麻薬研究施設の設置者又は大麻草栽培者は、麻向法第24条の規定により禁止される麻薬の譲渡しの相手方となってはならない。〈麻向法第26条第3項〉

18 大麻草栽培者による大麻の譲受けについて、次のように整理することができる。

① 麻向法では、大麻草栽培者であれば大麻の譲り受けができることとし(同法第26条第1項本文)、大麻の譲渡しの相手方に係る規定(同法第26条第3項)と併せて、大麻草栽培者による大麻の譲受けについて定めている。

② 具体的には、以下のようになる。

㈠ 第一種取栽培は、他の第一種採取栽培者から製品原材料大麻の譲受けができること(法第24条第1項但書第4号)

㈡ 研究栽培者は、第一種採取栽培者から製品原材料大麻の譲受けができること(同但書第4号)

㈢ 第二種採取栽培者は、他の第二種採取栽培者から医薬品原料大麻の譲受けができること(同但書第5号)

㈣ 研究栽培者は、第二種採取栽培者から医薬品原料大麻の譲受けができること(同但書第5号)

㈤ 大麻草栽培者は、研究栽培者から大麻草を研究する目的のために所持する大麻の譲受けができること(同但書第6号)

③ ②㈠から㈤まで以外の大麻の譲受けは、大麻草栽培者であっても違法となる。

＜大麻の施用等＞

第1章　総則〈第1条—第4条〉

19　麻薬施用者でなければ、麻薬を施用し、もしくは施用のため交付し、又は麻薬を記載した処方箋を交付してはならない。〈麻向法第27条第1項本文〉

⇒　上記の「施用」とは、注射、経口、粘膜塗布、吸入等の方法により、薬物を自己又は他人の身体に用いることをいう。正規によるものか、濫用によるものかは問われない。

　　大麻又はTHC類については、その濫用方法が、乾燥させた葉をタバコにように吸うこと、液体や樹脂を加熱してその煙を吸うこと、そのまま固形物を食すること等の方法により自己の身体に用いる態様であとから、「施用」と整理することが可能である。

＜大麻の所持＞

20　麻薬取扱者、麻薬診療施設の開設者又は麻薬研究施設の設置者でなければ、麻薬を所持してはならない。〈麻向法第28条第1項本文〉

　　※「麻薬取扱者」とは、麻薬輸入業者、麻薬輸出業者、麻薬製造業者、麻薬製剤業者、家庭麻薬製造業者、麻薬元卸売業者、麻薬卸売業者、麻薬小売業者、麻薬施用者、麻薬管理者及び麻薬研究者をいう。〈麻向法第2条第1項第8号〉

⇒　上記の規定(所持の禁止)は、次に掲げる場合には適用されない。

①　第一種採取栽培者が、製品原材料大麻又は麻向法第20条第1項第2号に掲げる場合における麻薬を所持する場合(麻向法第28条第1項但書第3号)

②　第二種採取栽培者が、医薬品原料大麻又は麻向法第20条第1項第2号に掲げる場合における麻薬を所持する場合(同但書第4号)

③　研究栽培者が、大麻草を研究する目的のために大麻を所持する場合(同但書第5号)

21　大麻草栽培者が所持できる大麻は、定義上の大麻(法第2条第2項)のすべてではなく、その業務上必要な範囲のもの、かつ、適法に得たものに限定される。

①　第一種採取栽培者が所持できる大麻は、製品原材料大麻に限られること(麻向法第28条第1項但書第3号)

②　第二種採取栽培者が所持できる大麻は、医薬品原料大麻に限られること(麻向法第28条第1項但書第4号)

③　研究栽培者が所持できる大麻は、大麻草を研究する目的のために所持する大麻に限られること(麻向法第28条第1項但書第5号)

22　第一種採取栽培者又は第二種採取栽培者が所持できる麻薬は、加工の許可を受けた第一種採取栽培者又は第二種採取栽培者が大麻草の加工の過程において得た第20条第1項第2号に掲げる麻薬に限られる。〈麻向法第24条第1項但書第3号、第4号〉

23　大麻草栽培者による大麻の不法所持に対する罰則の適用について、次のように整理することができる。

①　大麻を麻薬として規制することに伴い、以下の行為については、麻向法による規制に委ねている。

　㈠　大麻の輸入(麻向法第13条から第16条まで)

　㈡　大麻の輸出(同法第17条から第19条の2まで)

　㈢　大麻の譲渡(同法第24条、第25条)

　㈣　大麻の譲受け(同法第26条)

25

(五) 大麻の施用等(同法第27条)

(六) 大麻の所持(同法第28条)

② 一方、大麻草の栽培及びこれに付随する行為については、大麻草規制法の対象となる。

③ ②の「これに付随する行為」とは、大麻草栽培者において完結するもので、帳簿記載や報告の行為が該当する。

④ つまり、他者が関与し得る行為は、原則どおり麻向法で規制している。

⑤ さて、大麻草栽培者による大麻の不法所持については、一見、大麻草栽培者において完結する行為のようにも思えるが、大麻草栽培者が大麻草栽培者以外の者とともに、大麻を不法所持しているような場合、大麻草栽培者については大麻草規制法で、大麻草栽培者以外の者については麻向法で処罰されることとなり、主体によって適用法令が異なるという不整合な状態が生じる。

⑥ そこで、大麻草麻草栽培者による大麻の不法所持ついては、大麻草規制法ではなく、麻向法で規制することとしている。

第四条　削除

（令五法八四）

# 第二章　第一種大麻草採取栽培者

（令五法八四・改称）

# 第五条

（昭二八法一五・昭二九法七一・平一一法一五一・平一一法一六〇・令元法三七・令五法八四・一部改正）

■第5条第1項■

> 第一種大麻草採取栽培者になろうとする者は、厚生労働省令で定めるところ[3]により、栽培地の属する都道府県の知事（以下「都道府県知事」という。）の免許（以下この章において単に「免許[2]」という。）を受けなければならない。

### 趣　旨

　本規定は、第一種採取栽培者になろうとする者に対し、都道府県知事の免許を受けることを義務づけたものである。

### 解　説

1　大麻草の栽培に関する免許等について、次のように整理することができる。

① 大麻草の栽培農家の免許者数は、27 にまで減少していた。これについて、㈠免許の更新期間が短すぎること、㈡栽培目的が繊維又は種子の採取に限られていること等が一因であるとの指摘がなされた。

　※大麻取締法において、都道府県知事が交付する大麻取扱者（大麻栽培者を含む）の免許の有効期間は、1 年間となっていた。

② 実際のところ、我が国で栽培されている大麻草は、THC 類の含有量が少ない在来種が多いが、法律上、欠格事由以外に栽培に係る基準が設けられていないにもかかわらず、都道府県が設ける基準は過剰ともいえる状況ともいえた。

③ 海外では大麻草の栽培に関して、THC 類の含有量の基準を設けている国が多く、また、医薬品原料、CBD 製品、バイオプラスチック等への大麻草の新たな産業利用が進んでいる。このため、我が国においても、大麻草の THC 類含有量に係る基準の設定とそれに応じた栽培規制を導入するとともに、新たな産業利用を目的とした栽培を認めるとの指摘がなされた。

④ こうしたことから、大麻を麻向法上の「麻薬」として規制する一方、産業利用を目的とした大麻草の栽培が過剰規制とならないよう、大麻草規制法において大麻草の適正な栽培等に関する規定として、以下について整備する必要があるとされた。

㈠ 大麻草の栽培目的は、大麻取締法では繊維又は種子の採取に限定されていたが、「大麻草から製造される製品（大麻草としての形状を有しないものを含み、種子又は成熟した茎の製品その他の厚生労働省令で定めるものに限る）の原材料を採取する

目的」及び「医薬品の原料を採取する目的」に拡大すること

㈡ 大麻草から製造される製品(大麻草としての形状を有しないものを含み、種子又は成熟した茎の製品その他厚生労働省令で定めるものに限る)の原材料を採取する目的で大麻草を栽培する者を「第一種採取栽培者」とし、都道府県知事の免許(免許期間は最大 3 年間)を受けなければならないものとすること

㈢ 医薬品の原料を採取する目的で大麻草を栽培する者を「第二種採取栽培者」とし、厚生労働大臣の免許(免許期間は最大 1 年間)を受けなければならないものとすること

㈣ 大麻草を研究する目的で大麻草を栽培する者を「研究栽培者」と厚生労働大臣の免許(免許期間は最大 1 年間)を受けなければならないものとすること

㈤ 第一種採取栽培者は、THC 類の含有量が政令で定める基準を超えない大麻草の種子その他厚生労働省令で定める物を使用して大麻草を栽培しなければならないこととし、基準値を超える THC 類濃度を有する大麻草を栽培してはならないものとすること

㈥ 発芽不能処理をしていない大麻草の種子は、厚生労働大臣の許可を受けた大麻草栽培者等でなければ輸入できないものとすること

㈦ 発芽不能処理をした大麻草の種子は、厚生労働大臣が発行する証明書の交付を受けた者でなければ輸入できないものとすること

㈧ 大麻草栽培者が、大麻草規制法の規定、大麻草規制法に基づく処分又は免許もしくは許可に付した条件に違反したときは、免許を取消し、又は期間を定めて大麻草の栽培停止命令ができるようにすること

㈨ 大麻草規制法は、その改正によって、大麻草の栽培に関する規定を存置し、又は追加するとともに、大麻の取締りを中心とする内容でなくなることから、題名を「大麻取締法」から「大麻草の栽培の規制に関する法律(いわゆる大麻草規制法)」に改めること

**2**　「免許」とは、法第 2 章(第 5 条から第 12 条の 8 まで)において、第一種採取栽培者免許をいう。【法第 2 条第 4 項の解説 3 参照】

**3**　第一種採取栽培者の免許を受けようとする者は、申請書に次に掲げる書類を添えて、栽培地の属する都道府県の知事に提出しなければならない。〈則第 1 条の 2〉

　　※「申請書」は、別記第 1 号様式による申請書をいう。

① 免許を受けようとする者が個人であるときは、略歴を記載した書類、住民票の写し及び公の機関が発行した身分証明書もしくは資格証明書で写真を貼り付けたもの又はその他都道府県知事がこれらに準ずるものとして特に認めるもの

② 免許を受けようとする者が法人又は団体であるときは、定款及び登記事項証明書(これらに準ずるものを含む)

③ 免許を受けようとする者が法人又は団体であるときは、その業務を行う役員の氏名及び略歴を記載した書類並びに当該役員の住民票の写し及び公の機関が発行した身分証明書もしくは資格証明書で写真を貼り付けたもの又はその他都道府県知事がこれらに準ずるものとして特に認めるもの

第2章　第一種大麻草採取栽培者(第5条—第12条の8)

④ 免許を受けようとする者(法人又は団体であるときは、その業務を行う役員)に係る精神の機能の障害又は当該免許を受けようとする者が麻薬中毒者であるかないかに関する医師の診断書

⑤ 免許を受けようとする者(法人又は団体であるときは、その業務を行う役員)が欠格事由(法第5条第2項各号)のいずれにも該当しない旨の宣誓書

⑥ 栽培地の登記事項証明書

⑦ 栽培地の区域を示す図面

⑧ 栽培地が自己の所有に属しないときは、その所有者の同意書、賃貸借契約書の写しその他の免許を受けようとする者が栽培地を使用することができる旨を証明する書類

⑨ 免許を受けようとする者が現に大麻草栽培者であるときは、当該免許証の写し

　　※「大麻草栽培者」とは、第一種大麻草採取栽培者、第二種大麻草採取栽培者及び大麻草研究栽培者をいう。〈法第2条第3項〉

⑩ 事業計画書

⑪ 業務上大麻を取り扱う事務所の位置及び構造を示す図面及び写真

⑫ 免許を受けようとする者が法人又は団体であるときは、大麻草の栽培に従事する者の雇用契約書の写しその他大麻草の栽培に従事する者に対する使用関係を証する書類

⑬ 免許を受けようとする者が法人又は団体であるときは、大麻草の栽培に従事する者の業務の内容を記載した書類

**4**　第一種採取栽培者免許の審査基準について、次にように示されている。〈R7/1/10 医薬発0110第2号〉

(1) 栽培目的等の妥当性

　　大麻草の栽培について、栽培目的や事業計画が適切なものであること

① 大麻草の栽培目的に関しては、産業利用の観点から栽培を認めるものであり、保健衛生上の危害防止の観点から単なる趣味・嗜好に基づく申請に対して免許を与えることは想定しておらず、栽培目的等の妥当性に係る基準が必要である。

② 事業計画が曖昧な状態で栽培を開始した場合、必要以上の大麻草を栽培するおそれがあり、不正流通、盗難事故等の保健衛生上の危害が相対的に高まることが想定されることから、大麻草の栽培から製造した製品の供給までの一連の過程が事業計画として明確かつ実現可能となっている必要がある。

(2) 栽培管理

① 栽培地の場所及び面積が、栽培目的等に照らして適切なものであること

　　不正流通による濫用防止の観点から、栽培地の場所及び面積が事業計画の達成にとって適切なものである必要がある。例えば、㈠栽培地の面積が、その栽培目的、事業計画等に照らして過不足ないものであること、㈡原則として栽培の面積が 1 アール(100 平方メートル)以上であること等を求めることが考えられる。

② 栽培を行う土地や保管施設等と事務作業スペースが分離していること

　　所有する大麻の減失等の事故を防止するため、適正に大麻草の栽培や保管を管理できる必要がある。

③ 適正に保管できる施設を備えていること

　　栽培地外の保管施設に保管することも可能であるが、栽培地外の保管施設に持ち出す際には持出し許可が必要になる。

④ 管理体制が適切なものであること

　　例えば、㈠日常的に栽培管理状況を確認できる体制であること、㈡法人又は団体である場合(自然人が他人に指示の上、栽培等の補助を行わせる場合を含む)は、栽培、保管管理等、関連する過程に係る責任分担を明確にし、監督者がこれを統括するとともに、各過程の責任者が密接に連携でき、かつ、相互チェックが可能な組織及びシステムを確保していることを求めることが考えられる。

⑤ 大麻草の種子等の入手先が明確であり、かつ、濃度基準値を超えない大麻草の種子等を用いて栽培することが明らかであること

　㈠ 特に前年において免許を有していない場合には、不正栽培により得られた種子等でないか確認する必要がある。

　㈡ また、Δ9-THC の濃度基準値を超えない大麻草の栽培であることを担保するためには、免許を与える際に播種する大麻草のΔ9-THC 濃度を書類等で確認する必要がある。

　㈢ なお、播種する予定の大麻草のデータが古い等、濃度基準値を超えない大麻草であるかどうかの明確な判断が困難な場合は、免許交付後、入手した当該大麻草の種子を分析機関に人工光下で栽培させたものを検査させ、濃度基準値以下であることを確認した後、栽培を開始させる等の条件を免許に付すことが考えられる。

⑥ 必要に応じ、交雑を防止するための措置をとっていること

　　近隣に別の品種を栽培する栽培者が存在する(し得る)場合及び野生種が発生しているような地域性がある場合に交雑防止措置をとる必要があるか検討し、当該措置をとる必要がある場合には、他の栽培者の栽培地と一定の距離が取られているか、毎年作付けの際に外部から新たな種子の提供を受けているか、これらの措置をとることが難しい場合にはビニルハウス等を設置すること等による交雑防止措置をとっているか(とるか)等を確認するものとする。

(3) 盗難防止対策

　　栽培を行う土地、施設等には、盗難防止対策を講ずること

① 第一種採取栽培者が栽培できる大麻草は、Δ9-THC の含有量が低い品種に限られていることに鑑み、設備等の措置が必要な場合であっても一般農作物の盗難防止対策を超えるような著しく合理性を欠く義務を課さないこと

② 大麻草には、多寡に差はあるものの THC 類が含まれていることを念頭に、必要に応じ、④㈠から㈢までに例示するような大麻草の盗難防止対策を講ずる必要がある。

③ その際、第一種採取栽培者が栽培可能な大麻草がΔ9-THC の含有量が低い品種に限られていることで濫用の危険性が減じられていることから、柵等の措置をとることを義務付けることは不要とし、栽培地のおかれている状況(昔から栽培されておりその地域に大麻草があることに違和感がない、これまでも地域で盗難がないよう監視され

ている、栽培する品種が極めて低濃度で盗難の危険性が低い、栽培地や施設で盗難等が発生した際に栽培者がすぐに駆けつけられるところに常駐している）等を勘案し、どの程度の盗難防止対策が必要か個別具体的に判断するべきであると考えられる。

④ 例えば、Δ9-THC濃度が低い大麻草を栽培していることを前提として、

　　（一）人目に付きにくく、敷地境界線から十分に距離が離れている場合には、柵を設けずに、注意喚起の看板を設置することや、定期的に見回りを実施することに加え、そうした盗難防止対策を防犯機器等で補完することが考えられる。

　　（二）地域で従前より栽培を行っており、地域で監視体制が構築され、定期的に見回りが行われている等、不審な外部者の栽培地への立入りが困難な場合にも、柵の設置等の措置は必要ないと考えられる。

　　（三）（一）及び（二）以外の地域においても、栽培地の目立ちやすさ、地域の窃盗等の犯罪発生動向、注意喚起の方法、日常的な監視の状況等を勘案して、状況に応じた盗難防止対策を検討すること。盗難防止のための措置をとる場合であっても、一般的な農作物の盗難防止対策として実施している一般的な方法を参考に合理的な対策を柔軟に検討すること

⇒　上記の審査基準に基づいて、免許を付与するにあたっては、以下のような条件を付すことが考えられる。〈R7/1/10 医薬発 0110 第 2 号〉

① 行政への報告、行政による立入り等の監視指導に対応・協力すること

② 免許を受けた栽培者は、大麻草には麻薬が含まれていることを認識して、その厳重かつ適正な管理に留意するとともに、大麻の濫用を助長することにつながるような宣伝や広告等を行わないこと

③ 使用する種子が濃度基準値以下のものであることが明らかでない場合に当該種子を用いて栽培しようとするときは、その種子が濃度基準値以下のものであることを、検査機関が人工光下の促成栽培による分析で確認したものを播種すること

■第５条第２項■

次の各号のいずれかに該当する者には、免許を与えない。[1]

一　第十二条の六第一項の規定により免許を取り消され、取消しの日から三年を経過していない者

二　麻薬中毒者[4](麻薬及び向精神薬取締法第二条第一項第二十五号に規定する麻薬中毒者をいう。)

三　禁錮以上[5]の刑に処せられた者

四　未成年者[6]

五　心身の故障により第一種大麻草採取栽培者の業務を適正に行うことができない者として厚生労働省令で定めるもの[8]

六　暴力団員による不当な行為の防止等に関する法律(平成三年法律第七十七号)第二条第六号に規定する暴力団員[10]又は同号に規定する暴力団員でなくなつた日から五年を経過しない者(第八号において「暴力団員等」という。)

七　法人又は団体であつて、その業務を行う役員のうちに前各号のいずれかに該当する者があるもの

八　暴力団員等がその事業活動を支配する者

### 趣旨

本規定は、第一種採取栽培者免許の欠格事由を明示したものである。

### 解説

**1**　「与えない」とあるように、欠格事由に抵触していないと認められるときでなければ、都道府県知事は、第一種採取栽培者免許を与えることができない。このように、第一種採取栽培者免許は、都道府県知事の裁量行為に属するものではなく、羈束(きそく)行為に属している。

　　※「裁量行為」とは、要件・内容が法規により厳格には拘束されておらず、行政庁に裁量の自由がある行為をいう。

　　※「羈束行為」とは、要件・内容が法規により厳格に拘束され、行政庁に裁量の自由がない行為をいう。

＜第１号＞

**2**　麻薬取扱者の免許の欠格事由(麻向法第３条第３項第１号)の規定ぶりと平仄(ひょうそく)を合わせるため、令和５年の法改正により本号が追加された。

　　※「平仄」とは、条理やつじつまのこと

＜第２号＞

**3**　麻薬取扱者の免許の欠格事由(麻向法第３条第３項第５号)の規定ぶりと平仄を合わせるため、令和５年の法改正により本号が追加された。

**4**　「麻薬中毒者」とは、麻薬中毒の状態にある者をいう。〈麻向法第２条第１項第25号〉

⇒　上記の「麻薬中毒の状態にある者」とは、薬物の連用により、耐薬性の上昇、習慣性の

第2章　第一種大麻草採取栽培者（第5条—第12条の8）

固定又は禁断現象を発現している者をいう。

＜第3号＞

**5**　「禁錮以上の刑」とは、死刑、懲役、禁錮を意味する。【法第24条第1項の解説3参照】

＜第4号＞

**6**　「未成年者」とは、18歳未満をいう。

⇒　年齢18歳をもって、成年とする。〈民法第4条〉

＜第5号＞

**7**　本号は、第一種採取栽培者の業務を適正に行うことができない心身の障害者を欠格事由としたものである。

**8**　「厚生労働省令で定めるもの」は、精神の機能の障害により第一種採取栽培者の業務を適正に行うにあたって必要な認知、判断及び意思疎通を適切に行うことができない者とする。〈則第2条〉

＜第6号～第8号＞

**9**　反社会的勢力に免許を与えることは適切でないことから、令和5年の法改正により本号が追加された。

**10**　「暴力団員」とは、暴力団の構成員をいう。〈暴対法第2条第6号〉

※「暴対法」とは、暴力団員による不当な行為の防止等に関する法律（平成3年法律第77号）の略称

⇒　上記の「暴力団」とは、その団体の構成員（その団体の構成団体の構成員を含む）が集団的に又は常習的に暴力的不法行為等を行うことを助長するおそれがある団体をいう。

〈暴対法第2条第2号〉

※「暴力的不法行為等」とは、暴対法別表に掲げる罪のうち国家公安委員会規則で定めるものに当たる違法な行為のこと

## 第六条

〈昭二八法一五・平一一法一六〇・令五法八四・一部改正〉

**■第6条第1項■**

都道府県に第一種大麻草採取栽培者名簿を備え、免許に関する事項を登録する。

**趣旨**

本規定は、第一種採取栽培者免許に関する事項について、名簿に登録する旨を定めたものである。

**■第6条第2項■**

前項の規定により登録すべき事項は、厚生労働省令でこれを定める。

**趣旨**

本規定は、第一種採取栽培者名簿に登録する事項は、省令で定めることとしたものである。

**解説**

1 第一種大麻草採取栽培者名簿に登録すべき事項は、次に掲げる事項とする。〈則第3条〉
　① 登録番号及び登録年月日
　② 住所地、氏名又は名称及び生年月日(法人又は団体であるときは、その業務を行う役員の氏名を含み、生年月日を除く)
　③ 栽培地の数、位置及び面積
　④ 業務上大麻を取り扱う事務所の位置
　⑤ 栽培目的
　⑥ 免許に付した条件
　⑦ 免許証の再交付の事由及び年月日
　⑧ 登録の抹消(法第12条の6第2項)の事由及び年月日

**■第6条第3項■**

第一種大麻草採取栽培者は、第一種大麻草採取栽培者名簿の登録事項に変更を生じたときは、十五日以内に、その旨を都道府県知事に届け出なければならない。

**趣旨**

本規定は、第一種採取栽培者に対し、登録事項に変更があったときは、15日以内に、都道府県知事に届出することを義務づけたものである。

第2章　第一種大麻草採取栽培者（第5条—第12条の8）

# 第七条

〔昭二八法一五・令五法八四・一部改正〕

■第7条第1項■

都道府県知事は、免許を与えるときは、第一種大麻草採取栽培者名簿に登録し、免許証を交付するものとする。

**趣旨**

本規定は、都道府県知事は、第一種採取栽培者免許を与えるときは、名簿に登録するとともに、免許証を交付する旨を定めたものである。

■第7条第2項■

免許証は、これを譲り渡し¹、又は貸与³⁴してはならない²。

**趣旨**

本規定は、免許証を譲渡又は貸与することは禁止される旨を定めたものである。

**解説**

1　「譲り渡し」とは、ある物の所有権を有する者の意思をもって、その所有権を他の者に移転させることをいう。これには対価を受け取るか否かは考慮されない。「譲渡」ともいう。

2　「貸与」とは、ある物について所有権を有する者が、決められた期日に返すことを条件として物の使用を許すことをいう。譲渡と異なり、所有権は移転しない。

3　「免許証は、これを譲り渡し、又は貸与してはならない」とあるように、「第一種採取栽培者は、その免許証を譲り渡し、又は貸与してはならない」とはしていない。したがって、次に掲げる行為のすべてが禁止の対象になる。

① 第一種採取栽培者が、当該免許証を譲渡又は貸与する行為

② 第一種採取栽培者からその免許証を譲渡された者が、当該免許証を譲渡又は貸与する行為

③ 第一種採取栽培者からその免許証を貸与された者が、当該免許証をまた貸しする行為

4　本規定に違反した者は、1年以下の拘禁刑もしくは20万円以下の罰金に処し、又はこれを併科する。〈法第25条第1号〉

また、法人の代表者又は法人もしくは人の代理人その他の従業者が、その法人又は人の業務に関して、この罪を犯したときは、いわゆる両罰規定の対象となっており、行為者を罰するほか、その法人又は人には20万円以下の罰金刑を科する。〈法第27条〉

35

■第7条第3項■

　　第一種大麻草採取栽培者は、免許証を毀損[1]し、又は亡失[2]したときは、十五日以内に、その事由を記載し、かつ、毀損した場合には当該免許証を添えて、都道府県知事に免許証の再交付を申請[3]しなければならない[4]。

### 趣　旨

　　本規定は、第一種採取栽培者に対し、免許証を毀損等したときは、15日以内に、都道府県知事に免許証の再交付を申請することを義務づけたものである。

### 解　説

1　「毀損」とは、物のほか、名誉や信用等を壊したり、傷つけたりすることをいう。

2　「亡失」とは、物を無くしたり、失ったりすることをいう。

3　「申請」とは、許認可等を求める行為であって、当該行為に対して行政庁が諾否の応答をすべきこととされているものをいう。〈行政手続法第2条第3号〉

　　なお、申請に対し、行政庁が諾の応答をする場合を「承諾」といい、否の応答をする場合を「拒否」という。

　　※「許認可等」とは、法令に基づき、行政庁の許可、認可、免許その他の自己に対し何らかの利益を付与する処分をいう。

4　本規定に違反した者は、10万円以下の過料に処する。〈法第28条〉

第2章　第一種大麻草採取栽培者（第5条—第12条の8）

■第7条第4項■

第一種大麻草採取栽培者は、前項の規定により免許証の再交付を受けた後、亡失した免許証を発見したときは、十五日以内に、当該免許証を都道府県知事に返納しなければならない。[1]

趣　旨

本規定は、第一種採取栽培者に対し、再交付を受けた後に免許証が見つかったときは、15日以内に、都道府県知事にこれを返納することを義務づけたものである。

解　説

1　本規定に違反した者は、10万円以下の過料に処する。〈法第28条〉

■第7条第5項■

免許を受けた者は、当該免許の有効期間が満了したとき、又は第十二条の六第一項の規定により当該免許が取り消されたときは、十五日以内に、免許証を都道府県知事に返納しなければならない。[1]

趣　旨

本規定は、免許を受けた者に対し、①当該免許の有効期間が満了したとき、②当該免許が取り消されたときは、15日以内に、都道府県知事にこれを返納することを義務づけたものである。

解　説

1　本規定に違反した者は、10万円以下の過料に処する。〈法第28条〉

# 第八条

（令五法八四・一部改正）

免許の有効期間は、当該免許の日からその日の属する年の翌々年の十二月三十一日まで[1]とする。

## 趣 旨

本規定は、第一種採取栽培者免許の有効期間を最大3年間としたものである。

## 解 説

**1** 「当該免許の日からその日の属する年の翌々年の十二月三十一日まで」とあるが、これは、麻薬取扱者の免許の有効期間が最大3年間（免許の日からその日の属する年の翌々年の12月31日まで）となっていること等を考慮して定められたものである。

**2** 令和5年の法改正に伴う経過措置として、次のとおり定められている。〈R5/12/13 法律第84号附則第3条、第4条〉

① 令和6年12月11日以前に免許を受けている大麻栽培者及び大麻研究者については、その免許の有効期間内は、以下の規定を除き、なお従前の例による。

  ㈠ 大麻取扱者でなければ大麻を所持し、譲り受け、譲り渡し、又は研究のため使用してはならないこと（大麻取締法第3条第1項）

  ㈡ この法律の規定により大麻を所持することができる者は、大麻をその所持する目的以外の目的に使用してはならないこと（同条第2項）

  ㈢ 何人も大麻を輸入し、又は輸出してはならないこと（大麻研究者が、厚生労働大臣の許可を受けて、大麻を輸入し、又は輸出する場合を除く）（同法第4条第1項第1号）

② 令和6年12月11日以前に免許を受けている大麻栽培者及び大麻研究者については、その免許の有効期間内は、それぞれ大麻草採取栽培者及び大麻草研究栽培者とみなして、令和6年12月12日施行の改正麻向法の以下の規定を適用する。

  ※「大麻草採取栽培者」とは、令和6年12月12日施行の大麻草規制法第2条第4項に規定する大麻草採取栽培者をいう。

  ㈠ 麻薬の譲渡し（麻向法第24条第1項）

  ㈡ 麻薬の譲受け（同法第24条第1項、第2項）

  ㈢ 麻薬の所持（同法第28条第1項）

  ㈣ 麻薬の譲受証及び譲渡証（同法第32条）

  ㈤ 同一人が二つ以上の資格を有する場合の取扱い（同法第62条第1項）

③ 令和7年2月28日以前に免許を受けている大麻草採取栽培者及び大麻草研究栽培者については、その免許の有効期間内は、なお従前の例による。

第2章　第一種大麻草採取栽培者(第5条—第12条の8)

# 第九条

(令五法八四・全改・一部改正)

　　第一種大麻草採取栽培者(免許の有効期間が満了した者を含む。)は、厚生労働省令で定める
ところ[4]により、その免許の有効期間における各年について、その翌年の一月三十一日[3]までに、
次に掲げる事項を都道府県知事に報告しなければならない。[5]
一　大麻草の作付面積[6]
二　当該年中に採取した大麻草の繊維の数量[6]
三　当該年の初めに所持した大麻及び第十八条に規定する方法による処理をしていない大
　　麻草の種子(以下「発芽不能未処理種子[9]」という。)の品名及び数量
四　当該年中に採取し、又は譲り受けた大麻及び発芽不能未処理種子の品名及び数量
五　当該年の末日に所持した大麻及び発芽不能未処理種子の品名及び数量
六　その他厚生労働省令で定める事項[11]

## 趣　旨

　　本規定は、第一種採取栽培者に対し、大麻草の栽培に関する報告を義務づけるとともに、
報告事項を明示したものである。

## 解　説

**1**　　大麻草の栽培に関する事項の報告義務については、その報告事項が栽培者に集約され
　　ており、当該栽培者自身で完結する手続きであるため、麻向法ではなく、大麻草規制法
　　で規定している。

**2**　　「免許の有効期間が満了した者を含む」とあるように、前年の 12 月 31 日に免許の有
　　効期間が満了し、現に第一種採取栽培者免許を有しない者についても、本規定の報告義
　　務の対象としている。

**3**　　「各年について、その翌年の一月三十一日まで」とあるが、大麻取締法では「毎年の
　　一月三十日まで」と規定されていた。これは、規定内容をより明確にするとともに、1 月
　　の末日は 31 日であることを踏まえて、令和 5 年の法改正により規定ぶりを改めたもの
　　である。

**4**　　大麻草の栽培に関する報告をしようとする第一種採取栽培者(免許の有効期間が満了
　　した者を含む)は、報告書を都道府県知事に提出しなければならない。〈則第 4 条第 1 項〉
　　　※「報告書」は、別記第 2 号様式による報告書をいう。

**5**　　本規定の報告をせず、又は虚偽の報告をした者は、20 万円以下の罰金に処する。〈法第
　　26 条第 1 号〉
　　　また、法人の代表者又は法人もしくは人の代理人その他の従業者が、その法人又は人
　　の業務に関して、この罪を犯したときは、いわゆる両罰規定の対象となっており、行為
　　者を罰するほか、その法人又は人には 20 万円以下の罰金刑を科する。〈法第 27 条〉

### <第1号・第2号>

**6**　　「大麻草の作付面積」及び「大麻草の繊維の数量」については、従前より大麻栽培者

の報告事項に含まれていたが、当該事項の報告は大麻草の栽培に付随する行為と整理し、引き続き、第一種採取栽培者の報告事項としている。

＜第3号～第5号＞

7　第一種採取栽培者に対し、帳簿の記載義務(法第10条)、廃棄の届出義務(法第12条)及び事故の届出義務(法第12条の2)等が課されていることに伴い、これらの記載事項及び届出事項との平仄を合わせる観点から、「当該年の初めに所持した大麻等の品名及び数量」、「当該年中に採取等した大麻等の品名及び数量」及び「当該年の末日に所持した大麻等の品名及び数量」を報告事項としている。

8　「所持」とは、物を事実上支配していると認められる状態をいう。

⇒　上記に「事実上支配」とあるように、金庫、倉庫等の鍵を持つ者は、これらの場所に収められている物を所持する者とみなされる。

9　「発芽不能未処理種子」とあるように、発芽しないように処理をした大麻草の種子については、報告の対象としていない。

＜第6号＞

10　大麻草の栽培規制に関して必要な報告事項を設ける必要性が生じた場合に、省令で当該事項を定めることができるようにするため、本号が設けられている。

11　「厚生労働省令で定める事項」は、当該年中に譲り渡し、又は廃棄した大麻及び発芽不能未処理種子の品名及び数量とする。〈則第4条第2項〉

## 第十条

（令五法八四・全改・一部改正）

### ■第10条第1項■

第一種大麻草採取栽培者は、その事務所に帳簿を備え、これに次に掲げる事項を記載しなければならない。[3]

一　採取し、譲り渡し、譲り受け、又は廃棄した大麻及び発芽不能未処理種子[4]の品名及び数量並びにその年月日

二　譲渡し又は譲受けの相手方の氏名又は名称及び住所

三　第十二条の二第一項の規定により届け出た大麻、発芽不能未処理種子及び麻薬（第十二条の四第一項に規定する加工の過程において製造された麻薬及び向精神薬取締法別表第一第四十二号及び第四十三号に掲げる[5][6]物に限る。以下同じ。）の品名及び数量

四　播種した発芽不能未処理種子[7]の品名及び数量並びにその年月日

五　その他厚生労働省令で定める事項[8]

### 趣旨

本規定は、第一種採取栽培者に対し、帳簿に大麻草の栽培に関する事項を記載することを義務づけるとともに、帳簿記載事項を明示したものである。

### 解説

**1**　大麻取締法では、その取り扱う大麻の出入りについて帳簿の記載及び保存の義務が課されていなかったが、令和5年の麻向法改正において大麻を麻薬として扱うことにしたことに伴い、麻薬取扱者と同等の帳簿の記載義務（麻向法第37条第1項等）を課すため、本条が設けられている。

**2**　大麻草の栽培に関する帳簿の記載及び保存の義務については、当該行為に係る相手方が存在せず、栽培者自身で完結する手続きであるため、麻向法ではなく、大麻草規制法で規定している。

**3**　本規定に違反して、帳簿を備えず、又は帳簿に記載せず、もしくは虚偽の記載をした者は、1年以下の拘禁刑もしくは20万円以下の罰金に処し、又はこれを併科する。〈法第25条第2号〉

また、法人の代表者又は法人もしくは人の代理人その他の従業者が、その法人又は人の業務に関して、この罪を犯したときは、いわゆる両罰規定の対象となっており、行為者を罰するほか、その法人又は人には20万円以下の罰金刑を科する。〈法第27条〉

**＜第1号＞**

**4**　「発芽不能未処理種子」とは、発芽しない方法（法第18条）による処理をしていない大麻草の種子をいう。〈法第9条第3号〉

**＜第3号＞**

**5**　「四十二号（略）に掲げる物」とは、六a・七・八・十a―テトラヒドロ―六・六・九―トリメチル―三―ペンチル―六H―ジベンゾ〔b・d〕ピラン―一―オール（別名：デルタ

九テトラヒドロカンナビノール)及びその塩類をいう。〈麻向法別表第1第42号〉

6 「第四十三号に掲げる物」とは、六a・七・十・十a―テトラヒドロ―六・六・九―トリメチル―三―ペンチル―六H―ジベンゾ〔b・d〕ピラン―一―オール(別名：デルタ八テトラヒドロカンナビノール)及びその塩類をいう。〈麻向法別表第1第43号〉

＜第4号＞

7 「播種」とは、種子を栽培地に播くことをいう。

＜第5号＞

8 「厚生労働省令で定める事項」は、次に掲げる事項とする。〈則第5条〉

① 採取した大麻草の繊維の数量

② 大麻草の加工の許可(法第12条の4第1項)を受けて加工をした大麻草の品名及び数量並びにその年月日

③ ②の加工の過程において製造された麻薬の品名及び数量並びにその年月日

   ※「麻薬」とは、法第10条第1項第3号に規定する麻薬をいう。

④ ②の加工の過程において廃棄した麻薬の品名及び数量並びにその年月日


■第10条第2項■

第一種大麻草採取栽培者は、前項の帳簿を、最終の記載の日から二年間、保存しなければならない。

### 趣 旨

本規定は、第一種採取栽培者に対し、麻草の栽培に関する事項を記載した帳簿を保存することを義務づけたものである。

### 解 説

1 本規定に違反して、帳簿の保存をしなかった者は、1年以下の拘禁刑もしくは20万円以下の罰金に処し、又はこれを併科する。〈法第25条第3号〉

また、法人の代表者又は法人もしくは人の代理人その他の従業者が、その法人又は人の業務に関して、この罪を犯したときは、いわゆる両罰規定の対象となっており、行為者を罰するほか、その法人又は人には20万円以下の罰金刑を科する。〈法第27条〉

第2章　第一種大麻草採取栽培者(第5条—第12条の8)

# 第十一条

〔令五法八四・全改・一部改正〕

> 　第一種大麻草採取栽培者は、その所有する大麻をその栽培地外へ持ち出してはならない。ただし、都道府県知事の許可を受けたとき、又は次条第二項の規定による届出をしたときは、この限りでない。

### 趣旨

　本規定は、第一種採取栽培者に対し、栽培地外へ大麻を持ち出すことは原則として禁止される旨を定めたものである。

### 解説

1　本条に係る令和5年の法改正について、次のように整理することができる。

① 大麻取締法では、「大麻栽培者は、大麻をその栽培地外へ持ち出してはならない。但し、都道府県知事の許可を受けたときは、この限りでない(同法第14条)」と規定していた。

② 大麻草規制法においても、大麻の不正流通防止の観点から、引き続き、①の持出し規制を第一種採取栽培者に適用することとしている。

③ なお、都道府県知事の許可を受けたときばかりでなく、都道府県知事に届出(法第12条第2項)をしたときについても栽培地外への大麻の持出しを認めている。これは、当該届出に係る大麻は、都道府県の職員の立合いの下で廃棄され、不正流通のおそれがないためである。

2　「所有」とは、特定の物の所有権を有することをいう。所有者は、法令の制限内において、自由にその所有物の使用、収益及び処分をする権利を有する。〈民法第206条〉

3　「持ち出し」とは、大麻をその栽培地以外の場所に移転させることをいう。

4　本規定に違反行為した者は、3年以下の拘禁刑もしくは50万円以下の罰金に処し、又はこれを併科する。〈法第24条の6第1号〉

　この罪に係る大麻で、犯人が所有し、又は所持するものは、没収する。ただし、犯人以外の所有に係るときは、没収しないことができる。〈法第24条の7第1項〉

　また、法人の代表者又は法人もしくは人の代理人その他の従業者が、その法人又は人の業務に関して、法第24条の6第1号の罪を犯したときは、いわゆる両罰規定の対象となっており、行為者を罰するほか、その法人又は人には50万円以下の罰金刑を科する。〈法第27条〉

＜但書＞

5　「都道府県知事の許可を受けたとき」とあるが、これは、従前より許可を受けたときは持ち出し禁止が解除されることを踏まえ、令和5年の法改正においても引き続き残置したものである。

6　「次条第二項の規定による届出をしたとき」とあるが、これについて次のように整理することができる。

43

① 都道府県知事に届け出て、当該職員の立ち合いの下、栽培地外で大麻を廃棄する場合には、大麻の不正流通の危険性がないことはいうまでもない。

② こうした場合にまで、持ち出し許可を求める必要性はないことから、許可を不要とし、廃棄の届出(法第12条第2項)で足りるとしている。

**7** 「届出」とは、行政庁に対し一定の事項の通知をする行為(申請に該当するものを除く)であって、法令により直接に当該通知が義務づけられているものをいう。これには、自己の期待する一定の法律上の効果を発生させるためには当該通知をすべきこととされているものも含まれる。〈行政手続法第2条第7号〉

第2章　第一種大麻草採取栽培者(第5条—第12条の8)

# 第十二条

〈令五法八四・全改・一部改正〉

■第12条第1項■

第一種大麻草採取栽培者は、その栽培地において、その所有する大麻を廃棄しようとするときは、廃棄する大麻の品名及び数量について都道府県知事に届け出て、厚生労働省令で定める方法により当該大麻を廃棄しなければならない。

### 趣　旨

本規定は、第一種採取栽培者に対し、栽培地内で大麻を廃棄しようとするときは、都道府県知事に届出することを義務づけたものである。

### 解　説

1　本規定に係る令和5年の法改正について、次のように整理することができる。

① 麻向法においては、「麻薬を廃棄しようとする者は、廃棄する麻薬の品名及び数量並びに廃棄の方法について都道府県知事に届け出て、当該職員の立会いの下に行わなければならない(麻向法第29条本文)」としている。

② 大麻取締法では大麻の廃棄に係る手続きを定めた規定は設けられていなかったが、令和5年の麻向法改正において大麻を麻薬として扱うことにしたため、大麻の廃棄にあたっては、本来であれば麻向法第29条が適用されることになる。

③ しかしながら、第一種採取栽培者が栽培地内で廃棄する大麻については、麻向法第29条ではなく、法第12条第1項が適用されることになる。

④ 法第12条第1項は、栽培地内で大麻を廃棄する方法を定めたもので、より簡易な方法で廃棄できるよう、都道府県の職員の立合いまでは求めていない。

⑤ なお、栽培地内において廃棄される大麻としては、栽培中に枝打ちしたものや、落葉したものが想定される。これらの大麻の廃棄は、栽培地内で完結し、大麻草の栽培に付随する行為であることから、大麻草規制法において規定している。

2　「厚生労働省令で定める方法」は、焼却、埋却その他の大麻を回収することが困難な方法とする。〈則第6条〉

3　「廃棄」とは、当該物の用途に使用できないように捨てることをいう。

4　本規定に違反して、大麻を廃棄した者は、1年以下の拘禁刑もしくは20万円以下の罰金に処し、又はこれを併科する。〈法第25条第4号〉

また、法人の代表者又は法人もしくは人の代理人その他の従業者が、その法人又は人の業務に関して、この罪を犯したときは、いわゆる両罰規定の対象となっており、行為者を罰するほか、その法人又は人には20万円以下の罰金刑を科する。〈法第27条〉

45

## ■第12条第2項■

第一種大麻草採取栽培者は、その栽培地外において、その所有する大麻を廃棄しようとするときは、廃棄する大麻の品名及び数量並びに廃棄の方法について都道府県知事に届け出て、当該職員の立会いの下に当該大麻を廃棄しなければならない。[2]

### 趣 旨

本規定は、第一種採取栽培者に対し、栽培地外で大麻を廃棄しようとするときは、都道府県知事に届け出て、当該職員の立会いの下に廃棄することを義務づけたものである。

### 解 説

1 本規定に係る令和5年の法改正について、次のように整理することができる。

① 大麻を麻薬として扱うことにしたため、大麻の廃棄にあたっては、本来であれば麻向法第29条が適用されることになる。

② しかしながら、第一種採取栽培者が栽培地外で廃棄する大麻については、麻向法第29条ではなく、法第12条第2項が適用されることになる。

③ 法第12条第2項は、栽培地外で大麻を廃棄する方法を定めたもので、栽培地内で大麻を廃棄する場合とは異なり、都道府県の職員の立合いが求められている。

2 本規定に違反して、大麻を廃棄した者は、1年以下の拘禁刑もしくは20万円以下の罰金に処し、又はこれを併科する。〈法第25条第4号〉

また、法人の代表者又は法人もしくは人の代理人その他の従業者が、その法人又は人の業務に関して、この罪を犯したときは、いわゆる両罰規定の対象となっており、行為者を罰するほか、その法人又は人には20万円以下の罰金刑を科する。〈法第27条〉

第2章　第一種大麻草採取栽培者(第5条—第12条の8)

# 第十二条の二

(令五法八四・追加・一部改正)

　　　■第12条の2第1項■

　　第一種大麻草採取栽培者は、その所有する大麻、発芽不能未処理種子及び麻薬につき、滅失、盗取、所在不明その他の事故が生じたときは、速やかに、当該大麻、発芽不能未処理種子及び麻薬の品名及び数量その他厚生労働省令で定める事項を都道府県知事に届け出なければならない。

## 趣 旨

　　本規定は、第一種採取栽培者に対し、①大麻、②発芽不能未処理種子、③麻薬について滅失等事故が生じたときは、都道府県知事に届出することを義務づけたものである。

## 解 説

**1**　本規定に係る令和5年の法改正について、次のように整理することができる。

① 麻向法においては、麻薬の不正流通を防止するため、その所有等する麻薬につき、滅失、盗取、所在不明その他の事故が生じたときは、速やかに当該麻薬の品名及び数量その他事故の状況を明らかにするため必要な事項を届け出なければならないとする規定(麻向法第35条)が設けられている。

② 大麻取締法では大麻の滅失等事故に係る手続きを定めた規定は設けられていなかったが、令和5年の麻向法改正において大麻を麻薬として扱うことにしたため、大麻の滅失等事故にあたっては、本来であれば麻向法第35条が適用されることになる。

③ しかしながら、第一種採取栽培者の所有する大麻等の滅失等事故に係る手続きは、当該栽培者自身で完結し、大麻草の栽培に付随するものであることから、大麻草規制法において規定している。

④ なお、麻向法による麻薬の滅失等事故に係る手続きと平仄を合わせるため、第一種採取栽培者の所有する大麻等の滅失等事故においては、麻薬の事故等届出(麻向法第35条)と同様の方法によることとしている。

**2**　「麻薬」とは、大麻草の加工の過程において製造された以下の物をいう。〈法第10条第1項第3号〉

① デルタ九テトラヒドロカンナビノール及びその塩類

② デルタ八テトラヒドロカンナビノール及びその塩類

**3**　「滅失」とは、物が消滅して、その存在が無くなることをいう。

**4**　「盗取」とは、物が盗み取られ、不法に他人の所持に移されることをいう。

**5**　「事故」とは、事物の正常な運行を妨げるような事柄をいう。

**6**　「速やかに」とは、時間的に「すぐに」という趣旨を表す表現であるが、「遅滞なく」という文言よりも即時性が強い。また、「直ちに」と規定されている場合と比べると、正当な理由に基づく遅れは許容される余地がより大きいと解される。

**7**　「厚生労働省令で定める事項」は、次に掲げる事項とする。〈則第7条〉

47

① 届出をしようとする者の氏名及び住所(法人又は団体であるときは、その名称、業務を行う役員の氏名及び主たる事務所の所在地)

② 免許証の番号、免許年月日及び免許証の種類

③ 栽培地並びに業務上大麻、発芽不能未処理種子及び麻薬を取り扱う事務所の位置

④ 事故発生の状況

8　本規定において虚偽の届出をした者は、1年以下の拘禁刑もしくは20万円以下の罰金に処し、又はこれを併科する。〈法第25条第5号〉

　　また、法人の代表者又は法人もしくは人の代理人その他の従業者が、その法人又は人の業務に関して、この罪を犯したときは、いわゆる両罰規定の対象となっており、行為者を罰するほか、その法人又は人には20万円以下の罰金刑を科する。〈法第27条〉

9　本規定の届出をしなかった者は、6月以下の拘禁刑もしくは20万円以下の罰金に処し、又はこれを併科する。〈法第25条の2第1号〉

　　また、法人の代表者又は法人もしくは人の代理人その他の従業者が、その法人又は人の業務に関して、この罪を犯したときは、いわゆる両罰規定の対象となっており、行為者を罰するほか、その法人又は人には20万円以下の罰金刑を科する。〈法第27条〉

### ■第12条の2第2項■

> 都道府県知事は、前項の規定による届出を受けたときは、速やかに、同項に規定する事項を厚生労働大臣に報告しなければならない。

### 趣旨

　本規定は、都道府県知事に対し、大麻等について滅失、盗取、所在不明等の事故の届出を受けたときは、厚生労働大臣に報告することを義務づけたものである。

### 解説

1　滅失、盗取、所在不明等の事故の事故が生じたときは、大麻等が不正に流通する可能性があり、保健衛生上の危害が発生する蓋然性が高まることから、都道府県と国が情報共有を図り、協力して当該事故に対処する必要があるため、本規定が設けられている。

第2章　第一種大麻草採取栽培者（第5条—第12条の8）

# 第十二条の三

〔令五法八四・追加〕

■**第12条の3第1項**■

> 　第一種大麻草採取栽培者は、麻薬及び向精神薬取締法別表第一第四十二号に掲げる物の含有量が政令で定める基準を超えない大麻草の種子その他厚生労働省令で定める物を使用して大麻草を栽培しなければならない。

**趣　旨**

　本規定は、第一種採取栽培者に対し、Δ9-THC の含有量が濃度基準以下の品種の種子等を使用して大麻草を栽培することを義務づけたものである。

**解　説**

1　産業製品の原材料として利用する目的で大麻草を栽培する第一種採取栽培者の場合、有害な THC 類を高濃度に含有する品種をわざわざ選んで栽培する必要性はなく、こうした THC 類を含まない品種を選択すべきといえる。

　　そこで、濃度基準を設けた上で、THC 類の含有が低濃度であるかどうかを検査し、当該低濃度の大麻草の種子等を用いて栽培させることとするため、本条が設けられている。

　　なお、現在のところ、有害な THC 類を含まない大麻草は存在しない。

2　「麻薬及び向精神薬取締法別表第一第四十二号に掲げる物」とは、デルタ九テトラヒドロカンナビノール及びその塩類をいう。【法第10条第1項の解説2参照】

3　「政令で定める基準」は、大麻草の乾燥重量に占める当該大麻草に含まれているデルタ九テトラヒドロカンナビノール(麻向法別表第1第42号)の重量の割合が、0.3 パーセントであることとする。〈令第1条〉

4　「厚生労働省令で定める物」は、枝葉その他の大麻草の部位とする。〈則第7条の2〉

⇒　大麻草の枝葉は、挿し木として用いられる。

5　本規定に違反した場合の罰則について、次のとおり定められている。〈法第24条の2〉

①　法第12条の3第1項の規定に違反した者は、7年以下の拘禁刑に処する。

②　営利の目的で、①の違反行為をしたときは、当該違反行為をした者は、1年以上10年以下の拘禁刑に処し、又は情状により1年以上10年以下の拘禁刑及び300万円以下の罰金に処する。

③　①及び②の未遂罪は、罰する。

⇒　上記の罪に係る大麻草で、犯人が所有し、又は所持するものは、没収する。ただし、犯人以外の所有に係るときは、没収しないことができる。〈法第24条の7第1項〉

⇒　法人の代表者又は法人もしくは人の代理人その他の従業者が、その法人又は人の業務に関して、上記②又は③(②に係るものに限る)の罪を犯したときは、いわゆる両罰規定の対象となっており、行為者を罰するほか、その法人又は人には300万円以下の罰金刑を科する。〈法第27条〉

49

■第１２条の３第２項■

第一種大麻草採取栽培者は、前項の含有量が同項の基準を超える大麻草を栽培するに至つたときは、速やかに当該大麻草の栽培を中止しなければならない。[2]

**趣 旨**

本規定は、第一種採取栽培者に対し、Δ9-THCの含有量が濃度基準を超える大麻草を栽培するに至ったときは、その栽培を中止することを義務づけたものである。

**解 説**

1 濃度基準以下の大麻草の種子等を用いたにもかかわらず、デルタ九テトラヒドロカンナビノールの含有量が濃度基準を超える大麻草を栽培するに至った場合において、そのまま生育させたときは、他の大麻草と交雑する等して、将来的にTHC類の濃度が高い大麻草の種子が収穫されるおそれがあることから、これを未然に防ぐため、本規定が設けられている。

2 本規定の違反をもって、直接、刑事罰の対象としていない。これは、次のような理由によるものである。

① そもそも大麻草は、その栽培者の意図とは関係なく、生育環境によってデルタ九テトラヒドロカンナビノールの濃度が高まる可能性があること

② 濃度基準以下の大麻草の種子等を用いて栽培すれば、デルタ九テトラヒドロカンナビノールが基準濃度を上回ったとしても、もっぱら濫用等に供されている大麻のTHC濃度になることは想定されないこと

③ 当該大麻草そのものが市場流通することは制度上想定されないこと

④ 法第12条の3第2項の違反を理由に、栽培中止命令等(法第12条の6第1項)を行うことができ、当該命令等にも従わずに栽培を継続した場合には、刑事罰をもって対処することが可能であること

第2章　第一種大麻草採取栽培者(第5条—第12条の8)

# 第十二条の四

〔令五法八四・追加〕

■第12条の4第1項■

　　第一種大麻草採取栽培者は、大麻草の加工(大麻草の成分の抽出その他厚生労働省令で定める行為を含む。以下この項及び第三項において同じ。)をしようとするときは、一月から六月まで及び七月から十二月までの期間(同項において「半期」という。)ごとに、加工のために使用する大麻草の品名及び数量並びに加工をする品目その他厚生労働省令で定める事項について、厚生労働大臣の許可を受けなければならない。ただし、大麻草の種子又は成熟した茎の加工をする場合であつて厚生労働省令で定めるときは、この限りでない。

趣 旨

　　本規定は、第一種採取栽培者に対し、大麻草の加工をしようとするときは、半期ごとに、厚生労働大臣の許可を受けることを義務づけたものである。

解 説

**1**　第一種採取栽培者による大麻草の加工について、次のように整理することができる。

① 近年、大麻に含まれる CBD をリラックス等のために活用する事例が見られ、また、大麻草の種子又は成熟した茎からの抽出が確認されている外国産の CBD が食品等に用いられている。

② このように CBD の利用が拡大しているなか、令和 5 年の法改正により、国内での大麻草の産業目的での栽培が認めることとすると、大麻草由来の CBD を食品等に用いるニーズが増加するほか、様々な製品への大麻草の活用が見込まれる。

③ そこで、第一種採取栽培者が大麻草を加工する一類型として、大麻草から CBD の抽出が行われること等が想定される。例えば、麻薬である大麻を加工して CBD を抽出する場合、当該加工行為が、大麻に化学的変化を加えて麻薬である THC 類にすること、すなわち麻薬を製造する行為に該当することがあるため、特段の規制が必要になる。

④ 麻向法では、麻薬の製造について、濫用のおそれがあり、かつ、有害作用がある物を取り扱うことから、「麻薬製造業者でなければ、麻薬を製造してはならない(麻向法第 20 条第 1 項本文)」としている。また、麻薬輸入業者の免許要件として、医薬品の製造販売業者(薬機法第 12 条)であることを求めている。つまり、麻薬の厳格な管理を行うことのできる主体のみが、麻薬を製造できることとしている。

⑤ このため、第一種採取栽培者に対して大麻の加工を認めるにあたっては、麻薬製造業者(麻向法第 2 条第 12 号)と同様、厳格な管理ができることを条件とするため、大麻草の加工の許可制度が設けられた。

**2**　大麻草規制法の「大麻草の加工」と麻向法の「麻薬の製造」について、次のように整理することができる。

① 法第 12 条の 4 第 1 項に規定する「大麻草の加工」とは、以下の行為をいう。

　㈠ 大麻草から THC 類を抽出すること

51

※「大麻草」とあるが、その一部である大麻を含む。

　　㈡ 大麻草を乾燥し、細断すること

　　㈢ 大麻草から非麻薬成分を抽出すること

　　　※「非麻薬成分」とは、CBD 等のカンナビノイド(THC 類を除く)のこと

② ①について、大麻草から葉や花穂を切り取る行為は「大麻草の採取」であり、「大麻草の加工」に該当しない。

③ 麻向法第 20 条第 1 項に規定する「麻薬の製造」は、以下の行為をいうものと解されている。

　　㈠ 麻薬以外の物から麻薬をつくること

　　㈡ 麻薬を精製すること

　　㈢ 麻薬に化学的変化を加えて、他の麻薬にすること

④ ③について、コカ樹から麻薬であるコカ葉を採取する行為は、「麻薬の製造」に該当しない。

**3**　「厚生労働省令で定める行為」は、次に掲げる行為とする。〈則第 7 条の 3 第 1 項〉

① 大麻草の圧縮

② 大麻草の冷凍

**4**　「厚生労働省令で定める事項」は、次に掲げる事項とする。〈則第 7 条の 3 第 2 項〉

① 許可を受けようとする者の氏名及び住所(法人又は団体であるときは、その名称、業務を行う役員の氏名及び主たる事務所の所在地)

② 免許証の番号、免許年月日及び免許証の種類

③ 大麻草の加工の方法及び加工の過程

④ 大麻草を加工する施設の所在地

⑤ 大麻草の加工の過程において製造された麻薬の廃棄の手順

　　※「麻薬」とは、法第 10 条第 1 項第 3 号に規定する麻薬をいう。

**5**　「許可」とは、禁止されている行為について、特定の場合に解除する行政庁の処分をいう。

**6**　本規定の許可を受けた第一種採取栽培者については、次に掲げる麻薬に関し、「麻薬製造業者でなければ、麻薬を製造してはならない(麻向法第 20 条第 1 項本文)」とする規定は適用されない。〈麻向法第 20 条第 1 項但書第 2 号〉

① デルタ九テトラヒドロカンナビノール及びその塩類

② デルタ八テトラヒドロカンナビノール及びその塩類

**7**　第一種採取栽培者及び第二種採取栽培者が大麻草の加工をしようとするときは許可を受けなければならないが(法第 12 条の 4、第 17 条第 1 項により準用する第 12 条の 4)、その許可の審査基準について、次のように示されている。〈R7/1/14 医薬発 0114 第 1 号〉

(1) 構造設備

① 大麻草の専用の加工施設であること。

　　所有する大麻草の滅失等の事故を防止するため、大麻草を加工する期間においては、大麻草の加工以外の用途に加工施設を用いないこと

② 人が常時出入りする出入口が特定されており、あらかじめ許可された者以外は出入りできないような構造を有すること

　　抽出等の加工により麻薬を分離し、又は保管する可能性があることから、外部からの侵入により麻薬等が盗難されることを防止する必要がある。具体的には、以下のような盗難防止のための対策を組み合わせること等が考えられる。

　㈠ ガラス窓等を設置する場合は、警報装置、鉄格子、フェンスの設置等の侵入防止を講ずること

　㈡ 大麻を加工する施設の出入口に施錠ができるなど、作業者以外の者が容易に出入りすることができないような構造・設備を有すること

③ 大麻草から麻薬成分を分離できる設備を有していること。また、麻薬を保管する事務所内の鍵がかかる堅固な設備を有していること

　　大麻草から成分を抽出する場合には、麻薬成分が非麻薬成分に混入したり、不正に流通したりするおそれがあることから、麻薬成分を分離するとともに、非麻薬成分と分別して管理する必要がある。

(2) 業務管理

① 許可された者のみが出入りできるよう、加工する施設の出入りに係る手順書を設け、手順書に従い出入りを記録すること。

　　申請者が、あらかじめ出入りに係る手順書を定めることにより、滅失等の事故防止及び事故等が生じた場合の原因究明を適切に実施できるようにしておく必要がある。

② 業務を適正に遂行できる能力を有する人員を配置していること

　　麻薬を取り扱うことから、大麻草から麻薬成分と非麻薬成分を適正に分離し加工する技能を有する者自らが加工するか、責任者として監督する必要がある。

③ 加工に従事する者を定めること。法人又は団体において複数人で組織的に加工する場合は業務責任者を定めること(加工の過程で部門ごとに従事者を置く場合は、当該部門ごとに責任者を定めること)

　　滅失等の事故防止の観点から、組織内の役割分担、責任の所在を明確にする必要がある。

④ 加工過程における従事者間の大麻、麻薬等の受渡しは、双方で立ち合いのもと行うこと。また、大麻、麻薬等の受渡しの都度、大麻、麻薬等の品名、数量の確認及び記録が行われること

　　滅失等の事故防止の観点から、従事者間の受渡し時の確認及び記録の体制が必要である。

⑤ 加工後の製品が麻薬、指定薬物ではないことを検査する手段を確保していること

　　加工後の製品に含まれる Δ9-THC が残留限度値以下であることを確認する手段をあらかじめ確保することにより、麻薬に該当するものが市中に流出することを未然に防ぐ必要がある。

⑥ 加工した製品が市中に流通した後に麻薬に該当する疑いが生じた場合の対応の手順書を定めていること

保健衛生上の危害防止のために、速やかな行政への報告、麻薬の疑いのある製品群の特定等の措置が求められることから、事前に対処の手順を定めておく必要がある。

⇒　上記の審査基準に基づいて、加工許可をするにあたっては、以下のようなことを考慮することが考えられる。〈R7/1/14 医薬発 0114 第 1 号〉

① 大麻草の加工にあたって、施設内の十分な換気の実施等により、従事者の安全が確保されていること

② 加工施設における排気設備へのフィルターの設置等により、周辺環境に十分配慮していると認められるものであること

**8**　本規定の許可を受けずに、THC 類を抽出した場合の罰則の適用について、次のように整理することができる。

① 第一種採取栽培者が、法 12 条の 4 第 1 項の許可を受けずに、大麻草の加工の過程において THC 類を製造した場合は、以下の罰則が適用される。

㈠ 大麻草規制法 12 条の 4 第 1 項に違反するため、同法第 24 条の 7 第 2 号が適用

㈡ 麻向法第 20 条第 1 項に違反するため、同法第 65 条が適用

② ①㈠の罰則(法第 24 条の 7 第 2 号)は、大麻草の加工が一定の手続きの下で行われることにより、麻薬の不正流通を防止することを目的として、当該手続きの遵守を担保するために設けられている。

③ ①㈡の罰則(麻向法第 65 条)は、麻薬の製造行為を阻止するために設けられている。

④ このように、「大麻草を加工して麻薬を製造」という同一の行為であっても、当該行為に対して罰則を設ける目的は、大麻草規制法と麻向法で異なるものである。

⑤ そこで、両罪を並立させたうえで、観念的競合と整理し、より重い刑が科される麻薬製造罪(麻向法第 65 条)で処断することとしている。

**9**　本規定の許可を受けずに、大麻草を乾燥し、細断した場合の罰則の適用について、次のように整理することができる。

① 第一種採取栽培者が、法 12 条の 4 第 1 項の許可を受けずに、大麻草を乾燥し、細断して大麻を得た場合は、麻向法第 20 条第 1 項に違反しないが、以下の罰則が適用される。

㈠ 大麻草規制法 12 条の 4 第 1 項に違反するため、同法第 24 条の 7 第 2 号が適用

㈡ 麻向法第 28 条第 1 項に違反するため、同法第 66 条が適用

② また、①で得た大麻を譲渡した場合には、麻向法第 24 条第 1 項に違反するため、同法第 66 条の罰則が適用されることになる。

**10**　本規定に違反して、大麻草の加工をした者は、3 年以下の拘禁刑もしくは 50 万円以下の罰金に処し、又はこれを併科する。〈法第 24 条の 6 第 2 号〉

この罪に係る大麻草で、犯人が所有し、又は所持するものは、没収する。ただし、犯人以外の所有に係るときは、没収しないことができる。〈法第 24 条の 7 第 1 項〉

また、法人の代表者又は法人もしくは人の代理人その他の従業者が、その法人又は人の業務に関して、法第 24 条の 6 第 2 号の罪を犯したときは、いわゆる両罰規定の対象

となっており、行為者を罰するほか、その法人又は人には 50 万円以下の罰金刑を科する。〈法第 27 条〉

<但書>

11　「厚生労働省令で定めるとき」は、大麻草の種子又は成熟した茎の形状を有する製品を製造するときとする。〈則第 7 条の 3 第 3 項〉

⇒　上記の「成熟した茎の形状を有する製品」として、しめ縄、おがら、飼料等が該当する。


### ■第１２条の４第２項■

　前項の許可を受けようとする者は、厚生労働省令で定めるところにより、同項に規定する事項を記載した申請書を厚生労働大臣に提出しなければならない。


### 趣　旨

　本規定は、大麻草の加工の許可を受けようとする第一種採取栽培者に対し、申請書を厚生労働大臣に提出することを義務づけたものである。


### 解　説

1　大麻草の加工の許可を受けようとする者は、申請書に大麻草を加工する施設の位置及び構造を示す図面及び写真を添えて、栽培地を管轄する地方厚生局長に提出しなければならない。〈則第 7 条の 3 第 4 項〉

　※「申請書」とは、別記第 3 号様式による申請書をいう。

■第12条の4第3項■

第一項の規定により許可を受けた第一種大麻草採取栽培者は、当該許可を受けた半期の期間経過後三十日以内に、加工のために使用した大麻草の品名及び数量並びに加工をした品目その他厚生労働省令で定める事項を厚生労働大臣に報告しなければならない。

**趣 旨**

本規定は、大麻草の加工の許可を受けた第一種採取栽培者に対し、半期の期間経過後30日以内に、加工のために使用した大麻草の品名及び数量並びに加工をした品目等を厚生労働大臣に報告することを義務づけたものである。

**解 説**

1 「半期」とは、1月から6月まで及び7月から12月までの期間をいう。〈法第12条の4第1項〉

2 「加工」には、大麻草の成分の抽出その他厚生労働省令で定める行為が含まれる。〈法第12条の4第1項〉

3 「厚生労働省令で定める事項」は、次に掲げる事項とする。〈則第7条の3第5項〉
① 加工をした品目の納入先
② 大麻草の加工の過程において製造された麻薬であって、廃棄されたものの数量
※「麻薬」とは、法第10条第1項第3号に規定する麻薬をいう。

4 本規定において虚偽の報告をした者は、1年以下の拘禁刑もしくは20万円以下の罰金に処し、又はこれを併科する。〈法第25条第6号〉
また、法人の代表者又は法人もしくは人の代理人その他の従業者が、その法人又は人の業務に関して、この罪を犯したときは、いわゆる両罰規定の対象となっており、行為者を罰するほか、その法人又は人には20万円以下の罰金刑を科する。〈法第27条〉

5 本規定の報告をしなかった者は、6月以下の拘禁刑もしくは20万円以下の罰金に処し、又はこれを併科する。〈法第25条の2第2号〉
また、法人の代表者又は法人もしくは人の代理人その他の従業者が、その法人又は人の業務に関して、この罪を犯したときは、いわゆる両罰規定の対象となっており、行為者を罰するほか、その法人又は人には20万円以下の罰金刑を科する。〈法第27条〉

第2章　第一種大麻草採取栽培者（第5条—第12条の8）

■第12条の4第4項■

　　厚生労働大臣は、第一項の規定に基づき許可を与えたとき、又は前項の規定による報告を受けたときは、速やかに、その旨及びその内容を都道府県知事に通知するものとする。

**趣　旨**

　本規定は、厚生労働大臣は、①大麻草の加工の許可を与えたとき、②当該加工に係る報告を受けたときは、その旨及びその内容を都道府県知事に通知する旨を定めたものである。

**解　説**

**1**　第一種採取栽培者の免許権は都道府県知事にあり、一方、第一種採取栽培者による大麻草の加工の許可権は厚生労働大臣にあることを踏まえると、大麻の取締りの観点からは、以下の情報の共有を図る必要があるため、本規定が設けられている。

①　当該第一種採取栽培者が大麻草の加工の許可を受けたこと

②　許可後になされた報告内容

**2**　「通知」とは、ある一定の事実、処分又は意見を特定の相手方に知らせることをいう。

57

## 第十二条の五

〔令五法八四・追加〕

第一種大麻草採取栽培者は、その所有する麻薬を、当該者が当該麻薬を業務上取り扱う事務所内の鍵をかけた堅固な設備内に収めて保管するとともに、その所有する大麻(栽培地において現に生育するものを除く。)を、当該者が当該大麻を業務上取り扱う事務所内の鍵をかけた設備内に収めて保管しなければならない。

### 趣 旨

　本規定は、第一種採取栽培者に対し、麻薬を鍵をかけた堅固な設備内に保管するとともに、大麻については鍵をかけた設備内に保管することを義務づけたものである。

### 解 説

1　本条に係る令和5年の法改正について、次のように整理することができる。
　① 大麻取締法では、大麻草の用途が種子と繊維に限られていたことから、大麻の保管方法を定めた規定は特に定められていなかった。
　② 令和5年の法改正において、大麻が麻薬として規制されるとともに、種子と繊維以外の部位についても医薬品その他産業用製品の原材料として利用することが可能となり、加えて、厚生労働大臣の許可の下、大麻草を加工する過程において THC 類が製造され、これらを保管する行為が想定されるほか、大麻草の栽培規模の拡大や、収穫される大麻の数量の増大が見込まれるところである。
　③ 大麻や THC 類が不正に流通した場合、保健衛生上重大な危害を生じることになることから、第一種採取栽培者が保管する大麻等の盗難、紛失等を防ぐことに加え、盗難等に起因する不正流通等を防止するためには、第一種採取栽培者が大麻等を適切に保管することが求められる。
　④ 大麻等の保管については、大麻草の栽培に付随する行為と位置付けられるため、令和5年の法改正により、麻向法ではなく、大麻草規制法に本規定が設けられた。

2　「麻薬」とは、大麻草の加工の過程において製造された以下の物をいう。〈法第10条第1項第3号〉
　① デルタ九テトラヒドロカンナビノール及びその塩類
　② デルタ八テトラヒドロカンナビノール及びその塩類

3　「その所有する麻薬」とは、大麻草の加工の過程において製造された麻薬のことであるが、これについて次のように整理することができる。
　① 第一種採取栽培者は、大麻草の加工の過程において製造された麻薬を所持することが認められている(麻向法第28条第1項第3号)。
　② しかし、第一種採取栽培者は、当該麻薬を利用することも、第三者に譲渡することもできない。
　③ それゆえ、当該麻薬については廃棄するほかないことになる。

4　「鍵をかけた堅固な設備」「鍵をかけた設備」とあるが、これらについて次のように

第2章　第一種大麻草採取栽培者（第5条—第12条の8）

整理することができる。

① いずれも、物を自己の勢力の範囲内に保持することにより、当該物の滅失、棄損、紛失等を防止する趣旨である。

② さて、麻薬は大麻と比べると、より流通に適した状態になっていることが想定され、また、一般的に麻薬（大麻の抽出物）は、大麻と比べて有害成分が高濃度になっている。そのため、麻薬の場合は、より厳重な保管方法とするため、「堅固な」という文言が加えられている。

③ 一方、大麻（特に収穫直後の大麻）の場合は、その大きさからかんがみて、金庫等の堅固な設備内に収めて保管することは現実的でない。そのため、大麻の場合、単に「鍵をかけた設備」にとどめている。

**5** 本規定に違反した者は、1年以下の拘禁刑もしくは20万円以下の罰金に処し、又はこれを併科する。〈法第25条第7号〉

また、法人の代表者又は法人もしくは人の代理人その他の従業者が、その法人又は人の業務に関して、この罪を犯したときは、いわゆる両罰規定の対象となっており、行為者を罰するほか、その法人又は人には20万円以下の罰金刑を科する。〈法第27条〉

59

# 第十二条の六

〔令五法八四・追加・旧第十二条の三繰下・一部改正〕

■第12条の6第1項■

> 都道府県知事は、第一種大麻草採取栽培者が、この法律の規定、この法律の規定に基づく都道府県知事の処分若しくはこの法律に規定する免許若しくは都道府県知事の許可に付した条件に違反したとき、その業務に関し犯罪若しくは不正の行為をしたとき、又は第五条第二項第二号から第八号までのいずれかに該当するに至つたときは、免許を取り消し、又は期間を定めて、大麻草の栽培の中止を命ずることができる。

### 趣 旨

本規定は、都道府県知事は、第一種採取栽培者が、①㈠大麻草規制法の規定、㈡大麻草規制法の規定に基づく都道府県知事の処分、㈢大麻草規制法に規定する免許又は都道府県知事の許可に付した条件に違反したとき、②その業務に関し犯罪又は不正の行為をしたとき、③免許の欠格事由のいずれかに該当するに至ったときは、免許を取り消し、又は大麻草の栽培中止命令を行うことができる旨を定めたものである。

### 解 説

1 本規定に係る令和5年の法改正について、次のように整理することができる。

① 麻向法において、免許を有する者が同法の規定に違反等したときは、その免許を取り消し、又は麻薬に関する業務等の停止を命ずることができるとする規定(麻向法第51条)が設けられている。

② 大麻取締法では、大麻取扱者がその業務に関し犯罪又は不正の行為をしたときは、都道府県知事は大麻取扱者免許を取り消すことができる旨(同法第18条)を定めていた。

③ さて、免許を有する者が法律の規定に違反等した場合、その態様に応じた相応の処分を科すべきであり、そうした観点からは、免許の取消しだけでなく、業務の停止に相当する処分も選択肢に加えることが望ましい。

④ 令和5年の麻向法改正において大麻を麻薬として扱うことにしたため、麻向法第51条と平仄を合わせ、大麻草規制法において、「免許を取り消し、又は期間を定めて、大麻草の栽培の中止を命ずることができる(法第12条の6第1項)」と規定された。

2 「取消」とは、成立に瑕疵のない法律行為の効力について、後に発生した事由により、一方の意思表示によって消滅させることをいう。免許を取り消された後において当該免許に係る行為をすることは、免許を受けないでしたことになる。

3 本規定の命令に違反した者は、3年以下の拘禁刑もしくは50万円以下の罰金に処し、又はこれを併科する。〈法第24条の6第3号〉

この罪に係る大麻草で、犯人が所有し、又は所持するものは、没収する。ただし、犯人以外の所有に係るときは、没収しないことができる。〈法第24条の7第1項〉

また、法人の代表者又は法人もしくは人の代理人その他の従業者が、その法人又は人の業務に関して、法第24条の6第3号の罪を犯したときは、いわゆる両罰規定の対象

第 2 章　第一種大麻草採取栽培者（第 5 条—第 12 条の 8）

となっており、行為者を罰するほか、その法人又は人には 50 万円以下の罰金刑を科する。〈法第 27 条〉


■第１２条の６第２項■

　都道府県知事は、前項の規定により免許を取り消したときは、第一種大麻草採取栽培者名簿の登録を抹消するものとする。


**趣　旨**

　本規定は、都道府県知事は、第一種採取栽培者免許を取り消したときは、名簿登録を抹消する旨を定めたものである。

**解　説**

1　栽培者免許を与えるときは名簿登録（法第 7 条第 1 項）がなされるが、その免許が取り消されたときの名簿の扱いを明確にする観点から、本規定が設けられている。

2　「抹消」とは、帳簿等に記載された事項のうち不要となった部分を消し去ることをいい、これには"塗りつぶして見えなくする"というニュアンスが込められる。

　なお、「削除」の場合は、"削って取り除く"という意味合いになり、電子的データの上書きもこれに含まれる。

■第１２条の６第３項■

　　厚生労働大臣は、第一種大麻草採取栽培者が、この法律の規定若しくはこの法律に規定す
る厚生労働大臣の許可に付した条件に違反したとき、又はその業務に関し犯罪若しくは不正
の行為をしたときは、第十二条の四第一項の許可を取り消し、又は期間を定めて、同項の規
定による大麻草の加工の中止を命ずることができる。

### 趣旨

　　本規定は、厚生労働大臣は、第一種採取栽培者が、①㈠大麻草規制法の規定、㈡大麻草
の加工の許可の条件に違反したとき、②その業務に関し犯罪又は不正の行為をしたときは、
許可を取り消し、又は大麻草の加工中止命令を行うことができる旨を定めたものである。

### 解説

1　　本規定の命令に違反した者は、３年以下の拘禁刑もしくは 50 万円以下の罰金に処し、
　　又はこれを併科する。〈法第 24 条の 6 第 3 号〉

　　　この罪に係る大麻草で、犯人が所有し、又は所持するものは、没収する。ただし、犯
　　人以外の所有に係るときは、没収しないことができる。〈法第 24 条の 7 第 1 項〉

　　　また、法人の代表者又は法人もしくは人の代理人その他の従業者が、その法人又は人
　　の業務に関して、法第 24 条の 6 第 3 号の罪を犯したときは、いわゆる両罰規定の対象
　　となっており、行為者を罰するほか、その法人又は人には 50 万円以下の罰金刑を科す
　　る。〈法第 27 条〉

第2章　第一種大麻草採取栽培者（第5条—第12条の8）

# 第十二条の七

〔令五法八四・追加・旧第十二条の四繰下・一部改正〕

### ■第12条の7第1項■

　第一種大麻草採取栽培者は、免許の取消しを受けようとするときは、厚生労働省令で定めるところにより、免許証を添えて、現在の大麻草の作付面積、現に所有する大麻、発芽不能未処理種子及び麻薬の品名及び数量その他厚生労働省令で定める事項を都道府県知事に届け出なければならない。

### 趣　旨

　本規定は、第一種採取栽培者に対し、免許の取消しを受けようとするときは、免許証を添えて、現在の大麻草の作付面積、現に所有する大麻、発芽不能未処理種子及び麻薬の品名及び数量等を都道府県知事に届出することを義務づけたものである。

### 解　説

1　栽培者が免許の取消しを受けようとする場合において、その時点における大麻草の作付面積等について行政庁が把握しておくことは、現に免許を有する栽培者の場合と同様に必要であるため、本条が設けられている。

2　本規定に係る令和5年の法改正について、次のように整理することができる。

①　大麻取締法では、大麻草の種子及びその製品の利用等について、原則、規制の対象外としていたが、令和5年の法改正において、大麻草の栽培の目的を拡大することに伴い、栽培に供する種子の需要の拡大が見込まれるため、保健衛生上の危害防止の観点から、大麻草の種子のうち発芽不能未処理種子の譲渡や輸入に係る規定（法第18条、第19条第1項）が新設された。

②　これに対応して、第一種採取栽培者が免許の取消しを受けようとするとき等における、発芽不能未処理種子の数量等の届出義務を課すこととするため、同年の法改正より本規定が新設された。

③　なお、大麻草の栽培目的の拡大に伴い、大麻草の加工の過程において麻薬を製造し、所持し得ることが想定されることから、発芽不能未処理種子と同様に、その所有又は管理する麻薬の数量等についても届出の対象としている。

3　「麻薬」とは、大麻草の加工の過程において製造された以下の物をいう。〈法第10条第1項第3号〉

①　デルタ九テトラヒドロカンナビノール及びその塩類

②　デルタ八テトラヒドロカンナビノール及びその塩類

4　「厚生労働省令で定める事項」は、次に掲げる事項とする。〈則第8条第2項〉

①　届出をしようとする者の氏名及び住所（法人又は団体であるときは、その名称、業務を行う役員の氏名及び主たる事務所の所在地）

②　免許証の番号、免許年月日及び免許証の種類

③　免許の取消しを受けようとする理由及びその年月日

④　現に所有する大麻草の繊維の数量

**5**　「届け出なければならない」とあるように、「申請しなければならない」とはしていない。これは、免許の取消しを受けようとする者、すなわち大麻草の栽培をやめようとする者に対して、当該者の意思に反して、大麻草の栽培を続けるよう仕向けることは想定されず、行政庁が諾否の応答することは馴染まないと考えられるためである。

**6**　免許の取消しの届出をしようとする者は、届出書を都道府県知事に提出しなければならない。〈則第8条第1項〉

　　※「届出書」とは、別記第4号様式による届出書をいう。

**7**　本規定において虚偽の届出をした者は、1年以下の拘禁刑もしくは20万円以下の罰金に処し、又はこれを併科する。〈法第25条第5号〉

　　また、法人の代表者又は法人もしくは人の代理人その他の従業者が、その法人又は人の業務に関して、この罪を犯したときは、いわゆる両罰規定の対象となっており、行為者を罰するほか、その法人又は人には20万円以下の罰金刑を科する。〈法第27条〉

### ■第12条の7第2項■

　前項の規定による届出を受けた都道府県知事は、当該届出に係る免許を取り消すものとする。

### 趣　旨

　本規定は、第一種採取栽培者免許の取消しに係る届出を受けた都道府県知事は、当該免許を取消する旨を定めたものである。

第2章　第一種大麻草採取栽培者（第5条—第12条の8）

■第１２条の７第３項■

> 　第一種大麻草採取栽培者が死亡し、又は解散したときは、相続人若しくは相続人に代わつて相続財産を管理する者又は清算人、破産管財人若しくは合併後存続し、若しくは合併により設立された法人の代表者は、厚生労働省令で定めるところにより、三十日以内に、当該第一種大麻草採取栽培者の免許証を添えて、その旨、現在の大麻草の作付面積、現に管理する大麻、発芽不能未処理種子及び麻薬の品名及び数量その他厚生労働省令で定める事項を都道府県知事に届け出なければならない。

**趣旨**

　本規定は、第一種採取栽培者が死亡等したときは、相続人等に対し、30日以内に、当該免許証を添えて、①その旨、②現在の大麻草の作付面積、③現に管理する大麻、発芽不能未処理種子及び麻薬の品名及び数量等を都道府県知事に届出することを義務づけたものである。

**解説**

1　栽培者が死亡等した場合においても、その時点における大麻草の作付面積等について行政庁が把握しておくことが必要であるため、本規定が設けられている。

2　「死亡」とは、自然人である第一種採取栽培者が死亡したときを意味している。

3　「解散」とは、法人格を消滅させるための手続きをいい、法人である第一種採取栽培者が解散したときを意味している。

4　「相続人」とは、被相続人が残した相続財産を継承する人をいう。

　　※「被相続人」とは、亡くなった人、すなわち故人のこと

5　「清算人」について、次のとおり定められている。

①　清算株式会社には、1人又は2人以上の清算人を置かなければならない（会社法第477条第1項）。

　　※「清算株式会社」とは、解散等したことにより清算をする株式会社をいう。〈会社法第476条〉

②　次に掲げる者は、清算株式会社の清算人となる（会社法第478条第1項）。

　　㈠　取締役（㈡又は㈢に掲げる者がある場合を除く）

　　㈡　定款で定める者

　　㈢　株主総会の決議によって選任された者

③　清算人は、次に掲げる職務を行う（会社法第481条）。

　　㈠　現務の結了

　　㈡　債権の取立て及び債務の弁済

　　㈢　残余財産の分配

6　「破産管財人」とは、破産手続において破産財団に属する財産の管理及び処分をする権利を有する者をいう。〈破産法第2条第12項〉

　　※「破産財団」とは、破産者の財産又は相続財産もしくは信託財産であって、破産手続において破産管財人にその管理及び処分をする権利が専属するものをいう。〈破産法第2条第14項〉

65

**7** 「合併後存続し、若しくは合併により設立された法人の代表者」とあるが、これについて次のように整理することができる。

① 大麻取締法は、いわゆる農家のような個人事業主を対象としたもので、法人への適用を想定した文言は用いられていなかった。実際のところ、免許栽培者のほとんどが自然人である。

② しかしながら、令和5年の法改正により、法人の免許栽培者の増加が見込まれることから、法人への適用を想定し、「合併後存続し、若しくは合併により設立された法人の代表者」という文言が追加された。

**8** 「麻薬」とは、大麻草の加工の過程において製造された以下の物をいう。〈法第10条第1項第3号〉

① デルタ九テトラヒドロカンナビノール及びその塩類

② デルタ八テトラヒドロカンナビノール及びその塩類

**9** 「厚生労働省令で定める事項」は、次に掲げる事項とする。〈則第8条第4項〉

① 届出をしようとする者の氏名及び住所(法人又は団体であるときは、その名称、業務を行う役員の氏名及び主たる事務所の所在地)

② 免許証の番号、免許年月日及び免許証の種類

③ 栽培地の所在地及び名称

④ 現に管理する大麻草の繊維の数量

**10** 第一種採取栽培者の死亡等の届出をしようとする者は、届出書を都道府県知事に提出しなければならない。〈則第8条第3項〉

※「届出書」とは、別記第5号様式による届出書をいう。

**11** ①死亡した第一種採取栽培者の相続人又は相続人に代わって相続財産を管理する者、②解散した第一種採取栽培者の清算人、破産管財人又は合併後存続し、もしくは合併により設立された法人の代表者が当該大麻草を栽培し、又は当該大麻を所持しようとするときは、第一種採取栽培者、第二種採取栽培者又は研究栽培者の免許を受けなければならない。〈則第8条第5項〉

**12** 本規定において虚偽の届出をした者は、1年以下の拘禁刑もしくは20万円以下の罰金に処し、又はこれを併科する。〈法第25条第5号〉

また、法人の代表者又は法人もしくは人の代理人その他の従業者が、その法人又は人の業務に関して、この罪を犯したときは、いわゆる両罰規定の対象となっており、行為者を罰するほか、その法人又は人には20万円以下の罰金刑を科する。〈法第27条〉

**13** 本規定の届出をしなかった者は、6月以下の拘禁刑もしくは20万円以下の罰金に処し、又はこれを併科する。〈法第25条の2第1号〉

また、法人の代表者又は法人もしくは人の代理人その他の従業者が、その法人又は人の業務に関して、この罪を犯したときは、いわゆる両罰規定の対象となっており、行為者を罰するほか、その法人又は人には20万円以下の罰金刑を科する。〈法第27条〉

第2章　第一種大麻草採取栽培者（第5条—第12条の8）

■第１２条の７第４項■

　都道府県知事は、第二項の規定により免許を取り消したとき、又は前項の規定による届出があつたときは、第一種大麻草採取栽培者名簿の登録を抹消するものとする。

趣旨

　本規定は、都道府県知事は、①第一種採取栽培者免許の取消しに係る届出を受けて当該免許を取り消したとき、②第一種採取栽培者の死亡等に係る届出があったときは、名簿登録を抹消する旨を定めたものである。

# 第十二条の八

〔令五法八四・追加・旧第十二条の五繰下・一部改正〕

### ■第１２条の８第１項■

　免許の有効期間が満了した者(引き続き免許を受けている者を除く。)、第十二条の六第一項又は前条第二項の規定による免許の取消しを受けた者及び同条第三項の規定により届け出なければならない者(以下この条において「免許期間満了者等」という。)については、免許期間満了者等がこれらの事由の生じた日から五十日以内に、その所有し、又は管理する大麻を第一種大麻草採取栽培者、大麻草研究栽培者又は麻薬研究施設(麻薬及び向精神薬取締法第二条第一項第二十三号に規定する麻薬研究施設をいう。)の設置者に譲り渡す場合に限り、その譲渡し及び譲受けについては、同法第二十四条第一項及び第二十六条第三項の規定を適用せず、また、免許期間満了者等の当該大麻及び麻薬の所持については、同期間に限り、同法第二十八条第一項の規定を適用しない。

### 趣　旨

　本規定は、免許期間満了者等が、50 日以内に、大麻を、①第一種採取栽培者、②研究栽培者、③麻薬研究施設の設置者に譲り渡す場合には、麻向法による譲渡、譲受けの禁止規定を適用せず、同期間の当該大麻及び麻薬の所持については、麻向法による所持の禁止規定を適用しない旨を定めたものである。

### 解　説

1　本規定に係る令和 5 年の法改正について、次のように整理することができる。

　(1) 令和 5 年の麻向法改正において大麻を麻薬として扱うことにしたため、麻向法によって、大麻の譲渡し、譲受け及び所持が禁止されるとともに、一定の場合にのみ、これらの禁止が解除されることになる。

　(2) (1)の「一定の場合」とは、以下のような場合である。

　　① 第一種採取栽培者が、製品原材料大麻を他の第一種採取栽培者、研究栽培者、麻薬製造業者又は麻薬研究施設の設置者に譲り渡す場合(麻向法第 24 条第 1 項但書第 4 号)

　　② 以下の場合(麻向法第 24 条第 1 項但書第 5 号)

　　　㈠ 第二種採取栽培者が、医薬品原料大麻を他の第二種採取栽培者、研究栽培者、麻薬製造業者又は麻薬研究施設の設置者に譲り渡す場合

　　　㈡ 加工の許可を受けた第二種採取栽培者が、大麻草の加工の過程において製造した麻薬を麻薬製造業者又は麻薬研究施設の設置者に譲り渡す場合

　　③ 研究栽培者が、大麻草を研究する目的のために所持する大麻を大麻草栽培者、麻薬製造業者又は麻薬研究施設の設置者に譲り渡す場合(麻向法第 24 条第 1 項但書第 6 号)

　　④ 以下の場合(麻向法第 28 条第 1 項但書第 3 号)

　　　㈠ 第一種採取栽培者が、製品原材料大麻を所持する場合

　　　㈡ 加工の許可を受けた第一種採取栽培者が、大麻草の加工の過程において製造した麻薬を所持する場合

第2章　第一種大麻草採取栽培者(第5条—第12条の8)

⑤　以下の場合(麻向法第28条第1項但書第4号)

(一)　第二種採取栽培者が、医薬品原料大麻を所持する場合

(二)　加工の許可を受けた第二種採取栽培者が、大麻草の加工の過程において製造した麻薬を所持する場合

⑥　研究栽培者が、大麻草を研究する目的のために大麻を所持する場合(麻向法第28条第1項但書第5号)

(3)　(2)で明らかなように、以下の者は、大麻の譲渡し、譲受け及び所持の禁止の解除対象に含まれていない。

①　免許の有効期間が満了し、引き続き免許を受けていない者

②　大麻草規制法の規定に違反等して免許の取消しを受けた者

③　免許の取消しに係る届出をして免許の取消しを受けた者

④　死亡等した免許栽培者の相続人等

(4)　そこで、(3)①から④までに掲げる者についても禁止の解除対象に含めるため、法第12条の8第1項が設けられている。

2　「第一種大麻草採取栽培者、研究栽培者又は麻薬研究施設(略)の設置者に譲り渡す場合」とあるが、第一種採取栽培者による大麻の譲渡先と、免許期間満了者等による大麻の譲渡先について、次のように整理することができる。

①　第一種採取栽培者が麻薬である大麻を譲渡できる相手は、麻向法第24条第1項但書第4号により、以下の者と定められている。

(一)　他の第一種採取栽培者

(二)　研究栽培者

(三)　麻薬製造業者

(四)　麻薬研究施設の設置者

②　一方、免許期間満了者等が大麻を譲渡できる相手は、法第12条の8第1項により、以下の者としている。

(一)　第一種採取栽培者

(二)　研究栽培者

(三)　麻薬研究施設の設置者

③　②において、譲渡相手から麻薬製造業者を除外している理由は、免許期間満了者等が成分抽出の過程を麻薬製造業者に依頼等する事態を想定できないためである。

3　「麻薬」とは、大麻草の加工の過程において製造された以下の物をいう。〈法第10条第1項第3号〉

①　デルタ九テトラヒドロカンナビノール及びその塩類

②　デルタ八テトラヒドロカンナビノール及びその塩類

4　「大麻(略)の譲渡し及び譲受けについては、同法第二十四条第一項及び第二十六条第三項の規定を適用せず、また、(略)当該大麻及び麻薬の所持については、(略)同法第二十八条第一項の規定を適用しない」とあるが、これについて次のように整理することができる。

①　免許期間満了者等の所有等する大麻及び麻薬について、50日以内は、所持の禁止規定

69

(麻向法第 28 条第 1 項)が適用されないため、必要な免許がなくても、これらの所持の罪に問われることはない。

② 免許期間満了者等の所有等する大麻は、50 日以内であれば、譲渡及び譲受けの禁止規定(麻向法第 24 条第 1 項、第 26 条第 3 項)が適用されないため、必要な免許がなくても、当該大麻を第三者に譲渡等することができる。

③ しかしながら、免許期間満了者等の所有等する麻薬については、50 日以内であっても、当該麻薬を利用することも第三者に譲渡することもできない。それゆえ、当該麻薬については廃棄するほかないことになる。

**5** 「同期間に限り」とあるが、50 日間を超えてもなお、免許期間満了者等が大麻又は麻薬を所有等している場合は、麻向法第 66 条による罰則が科されることになる。

第2章　第一種大麻草採取栽培者（第5条—第12条の8）

### ■第12条の8第2項■

免許期間満了者[3]等は、前項に規定する事由の生じた日から五十日以内に、その所有し、又は管理する発芽不能未処理種子を大麻草栽培者に譲り渡し、又は廃棄しなければならない。[4]

### 趣　旨

　本規定は、免許期間満了者等に対し、50日以内に、その所有等する発芽不能未処理種子を大麻草栽培者に譲渡し、又は廃棄することを義務づけたものである。

### 解　説

1　免許期間満了者等の場合、発芽可能な大麻草の種子を相当数所有等していることが想定されるため、大麻草の種子の不正流通防止の観点から本規定が設けられている。

2　免許期間満了者等の所有等する発芽不能未処理種子の扱いについて、次のように整理することができる。

　① 大麻草の種子は大麻でないため、発芽不能未処理種子も大麻に該当しない（法第2条第2項）。

　② また、大麻は麻薬であるものの、発芽不能未処理種子については麻薬に該当しない（麻向法第2条第1項第1号）。

　③ それゆえ、発芽不能未処理種子については、免許期間満了者等の所有等する大麻及び麻薬の取扱いを定めた法第12条の8第1項の対象となっていないため、同条第2項により規制されることになる。

3　「免許期間満了者等」とは、次に掲げる者をいう。〈法第12条の8第1項〉

　① 免許の有効期間が満了した者（引き続き免許を受けている者を除く）

　② 大麻草規制法の規定に違反等して免許の取消しを受けた者

　③ 免許の取消しに係る届出をして免許の取消しを受けた者

　④ 死亡又は解散した免許栽培者に係る届出をしなければならない以下の者

　　㈠ 相続人もしくは相続人に代わって相続財産を管理する者又は清算人

　　㈡ 破産管財人

　　㈢ 清算人、破産管財人又は合併後存続し、もしくは合併により設立された法人の代表者

4　本規定に違反した者は、1年以下の拘禁刑もしくは20万円以下の罰金に処し、又はこれを併科する。〈法第25条第8号〉

　また、法人の代表者又は法人もしくは人の代理人その他の従業者が、その法人又は人の業務に関して、この罪を犯したときは、いわゆる両罰規定の対象となっており、行為者を罰するほか、その法人又は人には20万円以下の罰金刑を科する。〈法第27条〉

■第12条の8第3項■

　免許期間満了者等が第一項の規定により同項の大麻を譲り渡したとき、又は前項の規定により同項の発芽不能未処理種子を譲り渡したときは、十五日以内に、当該大麻又は当該発芽不能未処理種子の品名及び数量、譲渡しの年月日並びに譲受人の氏名又は名称及び住所を都道府県知事に届け出なければならない。

趣　旨

　本規定は、免許期間満了者等に対し、大麻又は発芽不能未処理種子を譲り渡したときは、15日以内に、①その品名及び数量、②譲渡しの年月日、③譲受人の氏名又は名称及び住所を都道府県知事に届出することを義務づけたものである。

解　説

1　本規定の届出義務の意義として、次のように整理することができる。

　① 大麻については、麻薬として規制されていることから、不正流通防止の観点からその譲渡の譲許を把握しておく必要がある。

　② 発芽不能未処理種子については、これを譲り受けた第三者が大麻草の栽培を行うことが想定されるため、当該第三者を把握しておくことは大麻草の栽培の適正を図る上で必要といえる。

　③ なお、免許期間満了者等が所有等する麻薬については、第三者への譲渡が認められていないため(法第12条の8第1項)、本規定の届出義務の対象に含まれていない。

2　「譲受人」とは、大麻又は発芽不能未処理種子を購入等することにより、その所有権を移転させようとする者のことである。したがって、「譲受人の氏名」とは、大麻又は発芽不能未処理種子の所有権の移転先となる者の氏名であって、譲受人の代理として当該大麻又は発芽不能未処理種子を受け取るために訪れる者の氏名ではない。

3　本規定において虚偽の届出をした者は、1年以下の拘禁刑もしくは20万円以下の罰金に処し、又はこれを併科する。〈法第25条第5号〉

　　また、法人の代表者又は法人もしくは人の代理人その他の従業者が、その法人又は人の業務に関して、この罪を犯したときは、いわゆる両罰規定の対象となっており、行為者を罰するほか、その法人又は人には20万円以下の罰金刑を科する。〈法第27条〉

4　本規定の届出をしなかった者は、6月以下の拘禁刑もしくは20万円以下の罰金に処し、又はこれを併科する。〈法第25条の2第1号〉

　　また、法人の代表者又は法人もしくは人の代理人その他の従業者が、その法人又は人の業務に関して、この罪を犯したときは、いわゆる両罰規定の対象となっており、行為者を罰するほか、その法人又は人には20万円以下の罰金刑を科する。〈法第27条〉

# 第三章　第二種大麻草採取栽培者及び大麻草研究栽培者

（令五法八四・章名追加・改称）

## 第十三条

（令五法八四・全改・一部改正）

### ■第13条第1項■

　第二種大麻草採取栽培者又は大麻草研究栽培者になろうとする者は、厚生労働省令で定めるところにより、厚生労働大臣の免許(以下この章において単に「免許」という。)を受けなければならない。

### 趣　旨

　本規定は、第二種採取栽培者又は研究栽培者になろうとする者に対し、厚生労働大臣の免許を受けることを義務づけたものである。【法第5条第1項参照】

### 解　説

**1**　大麻の研究に関する免許について、次のように整理することができる。

① 大麻取締法では、大麻草を栽培できる者として、「大麻栽培者」と「大麻研究者」を以下のとおり規定していた。

　㈠「大麻栽培者」とは、都道府県知事の免許を受けて、繊維又は種子を採取する目的で、大麻草を栽培する者をいう(大麻取締法第2条第2項)。

　㈡「大麻研究者」とは、都道府県知事の免許を受けて、大麻を研究する目的で大麻草を栽培し、又は大麻を使用する者をいう(大麻取締法第2条第3項)。

② ①㈡に「大麻草を栽培し、又は大麻を使用する者」とあるように、「大麻研究者」は必ずしも大麻草を栽培している者ではない。

③ 令和5年の麻向法改正において大麻を麻薬として扱うことにしたため、麻向法における「麻薬研究者」が大麻及びTHC類を研究できるようになった。

④ なお、「麻薬研究者」とは、都道府県知事の免許を受けて、学術研究のため、麻薬原料植物を栽培し、麻薬を製造し、又は麻薬、あへんもしくはけしがらを使用する者をいう(麻向法第2条第1項第20号)。

⑤「麻薬研究者」との権能の違いを明確にするため、令和5年の法改正により、①㈡の「大麻研究者」を「大麻草研究栽培者」に変更した。これは、学術研究のために大麻草を栽培することを前提とした免許体系としている。

⑥ また、研究に用いるという趣旨から、有害成分である$\Delta 9$-THCが高濃度の大麻草であっても栽培を可能とするため、「大麻草研究栽培者」は、都道府県知事の免許ではなく、厚生労働大臣の免許としている。

**2**　第二種採取栽培者の場合は、研究栽培者と同様に、THC類含有量の濃度基準(法第12条の3第1項)を設けないことから、第一種採取栽培者とは別の免許制度として整備している。

**3**　「免許」とは、法第 3 章(第 13 条から第 17 条まで)において、第二種採取栽培者免許を
いう。【法第 2 条第 4 項の解説 3 参照】

**4**　第二種採取栽培者の免許を受けようとする者は、申請書に次に掲げる書類を添えて、地
方厚生局長を経由して、厚生労働大臣に提出しなければならない。〈則第 9 条第 1 項〉
　※「**申請書**」は、別記第 1 号様式による**申請書**をいう。

① 免許を受けようとする者が個人であるときは、略歴を記載した書類、住民票の写し及び
公の機関が発行した身分証明書もしくは資格証明書で写真を貼り付けたもの又はその
他厚生労働大臣がこれらに準ずるものとして特に認めるもの

② 免許を受けようとする者が法人又は団体であるときは、定款及び登記事項証明書(これ
らに準ずるものを含む)

③ 免許を受けようとする者が法人又は団体であるときは、その業務を行う役員の氏名及
び略歴を記載した書類並びに当該役員の住民票の写し及び公の機関が発行した身分証
明書もしくは資格証明書で写真を貼り付けたもの又はその他厚生労働大臣がこれらに
準ずるものとして特に認めるもの

④ 免許を受けようとする者(法人又は団体であるときは、その業務を行う役員)に係る精
神の機能の障害又は当該免許を受けようとする者が麻薬中毒者であるかないかに関す
る医師の診断書

⑤ 免許を受けようとする者(法人又は団体であるときは、その業務を行う役員)が欠格事
由(法第 5 条第 2 項各号)のいずれにも該当しない旨の宣誓書

⑥ 栽培地の登記事項証明書

⑦ 栽培地の区域を示す図面

⑧ 栽培地が自己の所有に属しないときは、その所有者の同意書、賃貸借契約書の写しその
他の免許を受けようとする者が栽培地を使用することができる旨を証明する書類

⑨ 免許を受けようとする者が現に大麻草栽培者であるときは、当該免許証の写し

⑩ 事業計画書

⑪ 業務上大麻を取り扱う事務所の位置及び構造を示す図面及び写真

⑫ 免許を受けようとする者が法人又は団体であるときは、大麻草の栽培に従事する者の
雇用契約書の写しその他大麻草の栽培に従事する者に対する使用関係を証する書類

⑬ 免許を受けようとする者が法人又は団体であるときは、大麻草の栽培に従事する者の
業務の内容を記載した書類

**5**　研究栽培者の免許を受けようとする者は、申請書に次に掲げる書類を添えて、地方厚
生局長に提出しなければならない。〈則第 9 条第 3 項〉
　※「**申請書**」は、別記第 1 号様式による**申請書**をいう。

① 免許を受けようとする者の略歴を記載した書類、住民票の写し及び公の機関が発行
した身分証明書もしくは資格証明書で写真を貼り付けたもの又はその他地方厚生局長
がこれらに準ずるものとして特に認めるもの

② 免許を受けようとする者に係る精神の機能の障害又は当該免許を受けようとする者
が麻薬中毒者であるかないかに関する医師の診断書

第3章　第二種大麻草採取栽培者及び大麻草研究栽培者（第13条—第17条）

③ 免許を受けようとする者が欠格事由（法第13条第2項により準用する第5条第2項各号（第7号を除く））のいずれにも該当しない旨の宣誓書

④ 栽培地の登記事項証明書

⑤ 栽培地の区域を示す図面

⑥ 栽培地が自己の所有に属しないときは、その所有者の同意書、賃貸借契約書の写しその他の免許を受けようとする者が栽培地を使用することができる旨を証明する書類

⑦ 免許を受けようとする者が現に大麻草栽培者であるときは、当該免許証の写し

⑧ 研究計画書

⑨ 業務上大麻を取り扱う事務所の位置及び構造を示す図面及び写真

**6** 第二種採取栽培者免許の審査基準について、次のように示されている。〈R7/1/14 医薬発 0114 第 2 号〉

(1) 栽培目的等の妥当性

　　大麻草の栽培について、栽培目的や事業計画が適切なものであること

① 第二種採取栽培者による大麻草の栽培は、医薬品の原料として利用される高濃度の Δ9-THC を含有し得る大麻草の栽培を認めるものであり、医薬品の原料としての適正供給が可能であること、また、その事業の過程で濫用の危険性がないこと等、栽培目的等の妥当性に係る基準が必要である。

② 事業計画が曖昧な状態で栽培を開始した場合、必要以上の大麻草を栽培するおそれがあり、不正流通、盗難事故等の保健衛生上の危害が相対的に高まることが想定されることから、大麻草の栽培から医薬品の原料の供給までの一連の過程が事業計画として明確かつ実現可能となっている必要がある。

(2) 栽培管理

① 特段の事由がない限り、屋内において栽培すること

　㈠ 第二種採取栽培者が高濃度の Δ9-THC を含有する大麻草を栽培する場合は、他の大麻草栽培者が屋外で栽培する大麻草への交雑防止を防ぐため、屋内において栽培する必要がある。

　㈡ また、特段の事由としては、第一種採取栽培者が栽培することができる低濃度の Δ9-THC を含有する大麻草を専ら栽培する場合等が考えられる。

② 栽培地の場所及び面積が、栽培目的等に照らして適切なものであること

　㈠ 不正流通による濫用防止の観点から、栽培地の場所及び面積が適切なものである必要がある。

　㈡ 例えば、栽培地の面積は、その栽培目的、事業計画等に照らして過不足ないものであること等を求めることが考えられる。

③ 栽培を行う土地や保管施設等と事務作業スペースが分離していること

　　所有する大麻の滅失等の事故を防止するため、適正に大麻草の栽培や保管を管理できる必要がある。

④ 適正に保管できる施設を備えていること

　　栽培地外の保管施設に保管することも可能であるが、栽培地外の保管施設に持ち

出す際には持出し許可が必要になる。

⑤ 管理体制が適切なものであること

例えば、㈠日常的に栽培管理状況を確認できる体制であること、㈡法人又は団体である場合(自然人が他人に指示の上、栽培等の補助を行わせる場合を含む)は、栽培、保管管理等、関連する過程に係る責任分担を明確にし、監督者がこれを統括するとともに、各過程の責任者が密接に連携でき、かつ、相互チェックが可能な組織及びシステムを確保していることを求めることが考えられる。

⑥ 大麻草の種子等の入手先が明確であること

特に前年において免許を有していない場合には、不正栽培により得られた種子等でないか確認する必要がある。

⑦ 必要に応じ、交雑を防止するための措置を講じていること

第二種採取栽培者が$\Delta$9-THC の含有量が低い大麻草を専ら栽培する場合において屋外での栽培を可能とするが、交雑防止対策については法第 5 条第 1 項の解説 4 の「⑵ 栽培管理」に準じた措置を考慮する。

⑶ 盗難防止対策

栽培を行う土地、施設等には盗難防止対策をすること

① 第二種採取栽培者は、高濃度の$\Delta$9-THC を含有する大麻草を栽培することが想定され、屋内での栽培を原則とすることから、以下のような盗難防止のための措置を組み合わせること等が考えられる。

㈠ 栽培施設等の外部から遮蔽され、管理された屋内での栽培を行うこと

㈡ 大麻草の栽培地及び施設への出入りの記録等の管理がなされること

㈢ 栽培地及び施設に警報システム、監視カメラ、記録(録画)システム等を設けるなど、常時、栽培地の監視を行うこと

㈣ 栽培する大麻草及びその種子が盗難にあうことがないよう管理体制が整備されていること(管理体制について文書化していること)

㈤ 大麻草の栽培地及び施設への一般人の立入りを禁止又は制限するための措置をとるとともに、当該措置に係る規則を設けていること(衣服検査、持ち物検査等の措置を実施する旨を定めていること)

② また、$\Delta$9-THC の含有量が低い大麻草を専ら栽培する場合において屋外での栽培を可能とするが、盗難防止対策については法第 5 条第 1 項の解説 4 の「⑶ 盗難防止対策」に準じた措置を考慮する。

⇒ 上記の審査基準に基づいて、免許を付与するにあたっては、以下のような条件を付すことが考えられる。〈R7/1/14 医薬発 0114 第 2 号〉

① 行政への報告、行政による立入り等の監視指導に対応・協力すること

② 免許を受けた栽培者は、大麻草には麻薬が含まれていることを認識して、その厳重かつ適正な管理に留意するとともに、大麻の濫用を助長することにつながるような宣伝や広告等を行わないこと

**7** 研究栽培者免許の審査基準について、次のように示されている。〈R6/10/31 医薬発 1031

第3章　第二種大麻草採取栽培者及び大麻草研究栽培者（第13条—第17条）

第5号〉

(1) 研究目的等の妥当性

① 大麻草の性質の研究、大麻草の品種の維持及び改良、大麻草の製品の研究等、学術的な目的・意義を有していること

② 大麻草の栽培について、研究目的や研究計画が適切なものであること

　㈠ 大麻草の研究栽培に関しては、保健衛生上の危害防止の観点から単なる趣味・嗜好に基づく申請や法の目的に照らして適切ではない申請に対して免許を与えることは想定しておらず、研究目的等の妥当性に係る基準が必要である。

　㈡ 研究と称すれば、全て免許を与え得るものではなく、研究機関に所属している者等の一定の研究成果が望める者に対して免許を与える必要がある。

　㈢ 継続して免許を取得しようとする者であって、一定期間が経過した後において研究成果が確認できない者については、趣味・趣向に基づく申請であるとして、再度の免許を与えないことが考えられる。

　㈣ なお、公的機関や法に基づく検査を行う機関に所属する者等、その従事する業務の性質上、必ずしも論文発表を目的として研究を行っていない者については、対外的な成果発表を求めるものではない。

　㈤ また、特定の大麻草自体を栽培することが伝統文化の継承となり得る場合であって、そのためには特定の者が当該大麻草を栽培することが必要不可欠であることを客観的に証明できるときについても、その者が一定の研究を行うことを条件に、その者に研究栽培者免許を与えることができる。

(2) 栽培管理

① 栽培地の場所及び面積が、研究目的、栽培地周辺の環境等に照らして適切なものであること

　不正流通による濫用防止の観点から、栽培地の場所、面積、周辺環境等が研究目的の達成にとって適切なものである必要がある。

② 栽培を行う土地や保管施設等と事務作業スペースが分離していること

　所有する大麻に係る滅失等の事故やその濫用を防止するため、適正に大麻草の栽培や保管を管理できる必要がある。

③ 適正に保管できる施設を備えていること

　栽培地外の保管施設に保管することも可能であるが、栽培地外の保管施設に持ち出す際には持出し許可が必要になる。

④ 管理体制が適切なものであること

　栽培者が実地に管理し、日常的に栽培管理状況を確認できる体制であることを必要とする。

⑤ 大麻草の種子等の入手先が明確であること

　特に前年において免許を有していない場合には、不正栽培により得られた種子等でないか確認する必要がある。

⑥ 必要に応じ、交雑を防止するための措置を講じていること

近隣に別の品種を栽培する栽培者が存在する(し得る)場合及び野生種が発生しているような地域性がある場合に交雑防止措置をとる必要があるか検討し、当該措置をとる必要がある場合には、他の栽培者の栽培地と一定の距離が取られているか、毎年作付けの際に外部から新たな種子の提供を受けているか、これらの措置をとることが難しい場合にはビニルハウス等を設置すること等による交雑防止措置をとっているか(とるか)等を確認するものとする。

(3) 盗難防止対策

① 栽培を行う土地、施設等に係る盗難防止措置をとること

【低濃度(Δ9-THC の濃度が 0.3%以下のもの)の大麻草を栽培する場合】

以下の㈠から㈢までのいずれかの措置をとること

㈠ 栽培地が人目に付きにくい場所であって、敷地境界線から十分に離れた場所であること

㈡ 栽培地に、第三者が容易に近づくことができないような設備(ネット、柵、人感センサー、防犯カメラ、看板等のいずれか又はこれらを組み合わせたものを設置)が設けられていること

㈢ 栽培地の周囲を大麻草と同等以上の高さの他の植物で囲うか、目隠しに十分な柵や塀を設けるなどの措置を講じること

【高濃度(Δ9-THC が 0.3%を超えるもの)の大麻草又は濃度が不明な大麻草を栽培する場合】

以下の㈠から㈢までのいずれかの措置及び㈣又は㈤の措置をとること

㈠ 栽培地が人目に付きにくい場所であって、敷地境界線から十分に離れた場所であること

㈡ 栽培地に、第三者が容易に近づくことができないような設備(ネット、柵、人感センサー、防犯カメラ、看板等のいずれか又はこれらを組み合わせたものを設置)が設けられていること

㈢ 高さ 2 メートル以上の堅牢な高い柵、塀などを設けること

㈣ 大麻草の栽培地及び施設への出入りの記録等の管理がなされること

㈤ 栽培地及び施設に警報システム、記録(録画)システムを設けていること

② 栽培者の住居又は大麻を業務上取り扱う事務所が、栽培地等において盗難等があった場合に迅速な対応ができる距離に位置し、栽培者自ら(栽培者が不在の場合は、栽培者から具体的な指示を受けた補助者を含む)が対応すること

⇒ 上記の審査基準に基づいて、免許を付与するにあたっては、以下のような条件を付すことが考えられる。〈R6/10/31 医薬発 1031 第 5 号〉

① 行政への報告、行政による立入り等の監視指導に対応・協力すること

② 免許を受けた栽培者は、大麻草には麻薬が含まれていることを認識して、その厳重かつ適正な管理に留意するとともに、大麻の濫用を助長することにつながるような宣伝や広告等を行わないこと

第3章　第二種大麻草採取栽培者及び大麻草研究栽培者（第13条—第17条）

### ■第１３条第２項■

　　第五条第二項、第六条及び第七条の規定は、第二種大麻草採取栽培者又は大麻草研究栽培者に係る免許について準用する。この場合において、これらの規定中「第一種大麻草採取栽培者名簿」とあるのは「第二種大麻草採取栽培者名簿又は大麻草研究栽培者名簿」と、「都道府県知事」とあるのは「厚生労働大臣」と、第五条第二項中「各号」とあるのは「各号（大麻草研究栽培者の免許にあつては、第七号を除く。）」と、同項第一号中「第十二条の六第一項」とあるのは「第十七条第一項又は第二項において準用する第十二条の六第一項」と、第六条第一項中「都道府県」とあるのは「厚生労働省」と、第七条第五項中「第十二条の六第一項」とあるのは「第十七条第一項若しくは第二項において準用する第十二条の六第一項」と読み替えるものとする。

### 趣　旨

　　本規定は、第二種採取栽培者免許又は研究栽培者免許については、①第一種採取栽培者免許の欠格事由、②第一種採取栽培者名簿、③第一種採取栽培者の免許証に係る規定を準用して適用する旨を定めたものである。

### 解　説

＜法第５条第２項の準用＞

1　次のいずれか（研究栽培者免許にあっては、⑦を除く）に該当する者には、免許を与えない。〈法第５条第２項の準用〉

　① 免許を取り消され（法第17条第1項又は第2項により準用する第12条の6第1項）、取消しの日から3年を経過していない者

　② 麻薬中毒者

　③ 拘禁刑以上の刑に処せられた者

　④ 未成年者

　⑤ 心身の故障により第二種採取栽培者又は研究栽培者の業務を適正に行うことができない者として厚生労働省令で定めるもの

　⑥ 暴力団員等

　⑦ 法人又は団体であって、その業務を行う役員のうちに①から⑥までのいずれかに該当する者があるもの

　⑧ 暴力団員等がその事業活動を支配する者

⇒　上記柱書に「研究栽培者免許にあっては、⑦を除く」とあるが、これは、研究栽培者の場合、（第一種採取栽培者又は）第二種採取栽培者と異なり、免許の対象者として自然人のみ想定しているためである。

⇒　上記⑤の「厚生労働省令で定めるもの」について、第二種採取栽培者にあっては、精神の機能の障害により第二種採取栽培者の業務を適正に行うにあたって必要な認知、判断及び意思疎通を適切に行うことができない者とする。〈則第9条第2項により準用する第2条〉

⇒ 上記⑤の「厚生労働省令で定めるもの」について、研究栽培者にあっては、精神の機能の障害により研究栽培者の業務を適正に行うにあたって必要な認知、判断及び意思疎通を適切に行うことができない者とする。〈則第 9 条第 4 項により準用する第 2 条〉

＜法第６条の準用＞

**2** 第二種採取栽培者名簿又は研究栽培者名簿について、次のとおり定められている。〈法第 6 条の準用〉

① 厚生労働省に第二種採取栽培者名簿又は研究栽培者名簿を備え、免許に関する事項を登録する。

② ①により登録すべき事項は、厚生労働省令でこれを定める。

③ 第二種採取栽培者又は研究栽培者は、第二種採取栽培者名簿又は研究栽培者名簿の登録事項に変更を生じたときは、15 日以内に、その旨を厚生労働大臣に届け出なければならない。

⇒ 上記②について、第二種大麻草採取栽培者名簿に登録すべき事項は、次に掲げる事項とする。〈則第 9 条第 2 項により準用する第 3 条〉

㈠ 登録番号及び登録年月日

㈡ 住所地、氏名又は名称及び生年月日(法人又は団体であるときは、その業務を行う役員の氏名を含み、生年月日を除く)

㈢ 栽培地の数、位置及び面積

㈣ 業務上大麻を取り扱う事務所の位置

㈤ 栽培目的

㈥ 免許に付した条件

㈦ 免許証の再交付の事由及び年月日

㈧ 登録の抹消(法第 17 条第 1 項により準用する第 12 条の 6 第 2 項)の事由及び年月日

⇒ 上記②について、大麻草研究栽培者名簿に登録すべき事項は、次に掲げる事項とする。〈則第 9 条第 4 項により準用する第 3 条〉

㈠ 登録番号及び登録年月日

㈡ 住所地、氏名又は名称及び生年月日

㈢ 栽培地の数、位置及び面積

㈣ 業務上大麻を取り扱う事務所の位置

㈤ 研究目的

㈥ 免許に付した条件

㈦ 免許証の再交付の事由及び年月日

㈧ 登録の抹消(法第 17 条第 2 項により準用する第 12 条の 6 第 2 項)の事由及び年月日

＜法第７条の準用＞

**3** 第二種採取栽培者又は研究栽培者の免許証について、次のとおり定められている。〈法第 7 条の準用〉

① 厚生労働大臣は、免許を与えるときは、第二種採取栽培者名簿又は研究栽培者名簿に登録し、免許証を交付するものとする。

② 免許証は、これを譲り渡し、又は貸与してはならない。

③ 第二種採取栽培者又は研究栽培者は、免許証を毀損し、又は亡失したときは、15日以内に、その事由を記載し、かつ、毀損した場合には当該免許証を添えて、厚生労働大臣に免許証の再交付を申請しなければならない。

④ 第二種採取栽培者又は研究栽培者は、③により免許証の再交付を受けた後、亡失した免許証を発見したときは、15日以内に、当該免許証を厚生労働大臣に返納しなければならない。

⑤ 免許を受けた者は、当該免許の有効期間が満了したとき、又は当該免許が取り消されたときは(法第17条第1項又は第2項により準用する第12条の6第1項)、15日以内に、免許証を厚生労働大臣に返納しなければならない。

⇒ 上記②に違反した者は、1年以下の拘禁刑もしくは20万円以下の罰金に処し、又はこれを併科する。〈法第25条第1号〉

また、法人の代表者又は法人もしくは人の代理人その他の従業者が、その法人又は人の業務に関して、法第25条第1号の罪を犯したときは、いわゆる両罰規定の対象となっており、行為者を罰するほか、その法人又は人には20万円以下の罰金刑を科する。〈法第27条〉

⇒ 上記③から⑤までに違反した者は、10万円以下の過料に処する。〈法第28条〉


### ■第13条第3項■

> 厚生労働大臣は、第一項の規定に基づき免許を与えたときは、速やかに、その旨を都道府県知事に通知するものとする。

### 趣旨

本規定は、厚生労働大臣は、第二種採取栽培者免許又は研究栽培者免許を与えたときはその旨を都道府県知事に通知する旨を定めたものである。

### 解説

1 第二種採取栽培者又は研究栽培者に関する情報共有がなされていない場合、ある土地に大麻草が栽培されている状況において、都道府県知事はその大麻草が適正に栽培されているものなのか、又は違法栽培なのかを直ちに判断することができない。こうした混乱を未然に防止するため、本規定が設けられている。

## ■第13条第4項■

免許を申請する者又は第二項において準用する第七条第三項の規定により免許証の再交付を申請する者は、実費を勘案して政令で定める額の手数料を国に納めなければならない。

### 趣 旨

本規定は、厚生労働大臣に免許の申請を行う者に対し、国に手数料を納付することを義務づけたものである。

### 解 説

1 「実費を勘案して政令で定める額」とあるが、これについて次のように整理することができる。

① 国が行う免許事務は、国が公の役務として申請者のために行うものであるため、その役務を受けた者から手数料を徴収する必要がある。

② 手数料は、免許事務に係る費用を償うためのものであることから、厚生労働省の都合で決められるものではなく、その事務に必要となる人件費及び経費等の要素を考慮して定められる。

③ 手数料の額は、人件費、物件費の動向により比較的弾力的に改訂する必要があるとともに、申請者に経済的負担を課すものであるため、政令で定めることとしている。

2 「政令で定める額」は、次に掲げる者の区分に応じ、それぞれに定める額とする。〈令第2条〉

① 第二種採取栽培者の免許を申請する者については、180,600円

② 第二種採取栽培者の免許証の再交付を申請する者については、12,300円

③ 研究栽培者の免許を申請する者については、12,900円

④ 研究栽培者の免許証の再交付を申請する者については、5,500円

3 「国に納めなければならない」とあるように、都道府県知事に対して免許を申請する場合は含まれない。都道府県知事に対して第一種採取栽培者免許を申請する場合、各々の地方自治体の定めるところにより、手数料を納めることになる。

⇒ 普通地方公共団体(例：都道府県)は、当該普通地方公共団体の事務で特定の者のためにするものにつき、手数料を徴収することができる。〈地方自治法第227条〉

⇒ 手数料に関する事項については、条例でこれを定めなければならない。〈地方自治法第228条第1項前段〉

第3章　第二種大麻草採取栽培者及び大麻草研究栽培者(第13条—第17条)

## 第十四条

〔令五法八四・全改〕

免許の有効期間は、当該免許の日からその年の十二月三十一日まで[1]とする。

### 趣　旨

　本規定は、第二種採取栽培者免許又は研究栽培者免許の有効期間を最大1年間としたものである。

### 解　説

1　「当該免許の日からその年の十二月三十一日まで」とあるように、第二種採取栽培者免許又は研究栽培者免許の有効期間は、最大1年間としている。

⇒　第一種採取栽培者免許の有効期間は、最大3年間である。〈法第8条〉

## 第十五条

〔令五法八四・全改・一部改正〕

### ■第15条第1項■

第二種大麻草採取栽培者又は大麻草研究栽培者（免許の有効期間が満了した者を含む。[1]）は、厚生労働省令で定めるところ[3][4]により、その免許の有効期間について、その翌年の一月三十一日[2]までに、次に掲げる事項を厚生労働大臣に報告しなければならない。[5]

一　大麻草の作付面積

二　当該有効期間の初日に所持した大麻及び発芽不能未処理種子の品名及び数量

三　当該有効期間中に採取し、又は譲り受けた大麻及び発芽不能未処理種子の品名及び数量

四　当該有効期間の末日に所持した大麻及び発芽不能未処理種子の品名及び数量

五　その他厚生労働省令で定める事項[6]

### 趣旨

本規定は、第二種採取栽培者又は研究栽培者に対し、大麻草の栽培に関する報告を義務づけるとともに、報告事項を明示したものである。【法第9条参照】

### 解説

1　「免許の有効期間が満了した者を含む」とあるように、前年の12月31日に免許の有効期間が満了した者で、現に免許を有しない者であっても、本規定の報告義務の対象としている。

2　従前、「一月三十日まで」と規定されていたが、令和5年の法改正により「一月三十一日まで」と改められた。これは、1月の末日が31日であることを考慮したものである。

3　大麻草の栽培に関する報告をしようとする第二種採取栽培者は、報告書を厚生労働大臣に提出しなければならない。〈則第10条第1項〉

※「報告書」とは、別記第6号様式による報告書をいう。

⇒　上記の「報告書」の厚生労働大臣への提出は、地方厚生局長を経由して行うものとする。〈則第10条第3項〉

4　大麻草の栽培に関する報告をしようとする研究栽培者は、報告書を地方厚生局長に提出しなければならない。〈則第10条第2項〉

※「報告書」とは、別記第6号様式による報告書をいう。

5　本規定の報告をせず、又は虚偽の報告をした者は、20万円以下の罰金に処する。〈法第26条第1号〉

また、法人の代表者又は法人もしくは人の代理人その他の従業者が、その法人又は人の業務に関して、この罪を犯したときは、いわゆる両罰規定の対象となっており、行為者を罰するほか、その法人又は人には20万円以下の罰金刑を科する。〈法第27条〉

＜第5号＞

6　「厚生労働省令で定める事項」は、次に掲げる事項とする。〈則第10条第4項〉

①　当該有効期間中に譲り渡し、又は廃棄した大麻、発芽不能未処理種子及び麻薬の品名

第3章　第二種大麻草採取栽培者及び大麻草研究栽培者（第13条—第17条）

及び数量(研究栽培者にあっては、麻薬の品名及び数量を除く)

　※「麻薬」とは、法第10条第1項第3号に規定する麻薬をいう。

② 第二種採取栽培者にあっては、当該有効期間の初日及び末日に所持した麻薬の品名
及び数量並びに当該有効期間中に大麻草の加工の過程において製造された麻薬の品名
及び数量

■第15条第2項■

　厚生労働大臣は、前項の規定による報告を受けたときは、速やかに、同項各号に掲げる事
項を都道府県知事に通知するものとする。

**趣　旨**

　本規定は、厚生労働大臣は、大麻草の栽培に関する報告を受けたときは、その報告内容
を都道府県知事に通知する旨を定めたものである。

**解　説**

**1**　大麻等の取締りの観点から、国と都道府県との間において情報共有を図る必要がある
ため、本規定が設けられている。

**2**　「都道府県知事」とは、大麻草の栽培地の属する都道府県の知事をいう。

85

# 第十六条

〔令五法八四・全改・一部改正〕

■第16条第1項■

　第二種大麻草採取栽培者[2]は、その所有する麻薬[3]を、当該者が当該麻薬を業務上取り扱う事務所内の鍵をかけた堅固な設備内に収めて保管するとともに、その所有する大麻（栽培地において現に生育するものを除く。次項において同じ。）を、当該者が当該大麻を業務上取り扱う事務所内の鍵をかけた設備内に収めて保管しなければならない。[4]

### 趣旨

　本規定は、第二種採取栽培者に対し、麻薬を鍵をかけた堅固な設備内に保管するとともに、大麻については鍵をかけた設備内に保管することを義務づけたものである。【法第12条の5参照】

### 解説

1　本条に係る令和5年の法改正について、次のように整理することができる。

①　大麻取締法においては、「大麻研究者は、大麻を他人に譲り渡してはならない。ただし、厚生労働大臣の許可を受けて、他の大麻研究者に譲り渡す場合は、この限りでない」と規定するほか、と当該但書の許可に係る申請についての都道府県知事の経由事務の規定が、本条に設けられていた。

②　大麻を麻薬として規制するに伴って、①の「大麻の譲渡」については、麻向法における「麻薬の譲渡（同法第24条）」に委ねることとされ、併せて、本条が「大麻草栽培者が所有する麻薬等の保管」に関する規定に置き換えられた。

2　「第二種大麻草採取栽培者」とあるように、研究栽培者は本規定の対象となっていない。これについて次のように整理することができる。

①　第二種採取栽培者の場合、大麻草を加工する過程において製造した麻薬を所持し、麻薬製造業者等に譲渡することが想定されるため、法第16条第1項の対象としている。

②　研究栽培者の場合、大麻草を研究する目的で大麻草を栽培する者であり、業務上、大麻草を加工して麻薬を所持することが想定されないため、法第16条第1項の対象とはせず、別途に設けた同条第2項の対象としている。

3　「麻薬」とは、大麻草の加工の過程において製造された以下の物をいう。〈法第10条第1項第3号〉

①　デルタ九テトラヒドロカンナビノール及びその塩類

②　デルタ八テトラヒドロカンナビノール及びその塩類

4　本規定に違反した者は、1年以下の拘禁刑もしくは20万円以下の罰金に処し、又はこれを併科する。〈法第25条第7号〉

　また、法人の代表者又は法人もしくは人の代理人その他の従業者が、その法人又は人の業務に関して、この罪を犯したときは、いわゆる両罰規定の対象となっており、行為者を罰するほか、その法人又は人には20万円以下の罰金刑を科する。〈法第27条〉

第3章　第二種大麻草採取栽培者及び大麻草研究栽培者（第13条—第17条）

### ■第１６条第２項■

　　大麻草研究栽培者は、その所有する大麻を、当該者が当該大麻を業務上取り扱う事務所内の鍵をかけた設備内に収めて保管しなければならない。

### 趣　旨

　本規定は、研究栽培者に対し、大麻を鍵をかけた設備内に保管することを義務づけたものである。【法第12条の5参照】

### 解　説

1　「その所有する大麻」とあるが、「麻薬」については触れられていない。これについて次のように整理することができる。

　① 研究栽培者とは、大麻草を研究する目的でこれを栽培する者であって、大麻の学術研究する目的でこれを製造し、又は使用する者ではない。

　② 大麻は麻薬であることから、学術研究のため、麻薬を製造し、又は麻薬を使用する場合には、別途、麻薬研究者の免許(麻向法第1項)を受けなければならない。

　③ それゆえ、学術研究のための麻薬が事務所内に存在する場合には、法第16条第2項ではなく、麻向法における「その所有し、又は管理する麻薬の保管は、麻薬以外の医薬品(覚醒剤を除く)と区別し、鍵をかけた堅固な設備内に貯蔵して行わなければならない(同法第34条第2項)」とする規定が適用されることになる。

2　本規定に違反した者は、1年以下の拘禁刑もしくは20万円以下の罰金に処し、又はこれを併科する。〈法第25条第7号〉

　また、法人の代表者又は法人もしくは人の代理人その他の従業者が、その法人又は人の業務に関して、この罪を犯したときは、いわゆる両罰規定の対象となっており、行為者を罰するほか、その法人又は人には20万円以下の罰金刑を科する。〈法第27条〉

# 第十七条

〔令五法八四・全改・一部改正〕

## ■第１７条第１項■

第十条から第十二条まで、第十二条の二第一項、第十二条の四(第四項を除く。)及び第十二条の六から第十二条の八までの規定は、第二種大麻草採取栽培者について準用する。この場合において、これらの規定中「都道府県知事」とあるのは「厚生労働大臣」と、第十二条の六第一項中「第五条第二項第二号」とあるのは「第十三条第二項において準用する第五条第二項第二号」と、「免許」とあるのは「免許(第十三条第一項に規定する免許をいう。以下同じ。)」と、同条第二項及び第十二条の七第四項中「第一種大麻草採取栽培者名簿」とあるのは「第二種大麻草採取栽培者名簿」と、第十二条の八第一項中「又は管理する大麻を第一種大麻草採取栽培者、大麻草研究栽培者又は」とあるのは「若しくは管理する大麻を第二種大麻草採取栽培者、大麻草研究栽培者、麻薬製造業者(麻薬及び向精神薬取締法第二条第一項第十二号に規定する麻薬製造業者をいう。以下同じ。)若しくは」と、「)の設置者」とあるのは「以下同じ。)の設置者に譲り渡す場合又はその所有し、若しくは管理する麻薬を麻薬製造業者若しくは麻薬研究施設の設置者」と、「麻薬の」とあるのは「当該麻薬の」と、同条第三項中「大麻を」とあるのは「大麻若しくは麻薬を」と、「当該大麻」とあるのは「当該大麻若しくは麻薬」と読み替えるものとする。

## 趣　旨

本規定は、第二種採取栽培者については、①大麻草栽培に関する帳簿、②大麻の持ち出し禁止、③大麻の廃棄方法、④滅失等事故の届出、⑤大麻草の加工の許可、⑥免許の取消し等、⑦免許の取消しを受けようとするとき等の届出、⑧免許期間満了者等の取扱いに係る規定を準用して適用する旨を定めたものである。

## 解　説

＜法第１０条の準用＞

1　大麻草栽培に関する帳簿について、次のとおり定められている。〈法第 10 条の準用〉

(1) 第二種採取栽培者は、その事務所に帳簿を備え、これに次に掲げる事項を記載しなければならない。

① 採取し、譲り渡し、譲り受け、又は廃棄した大麻及び発芽不能未処理種子の品名及び数量並びにその年月日

② 譲渡し又は譲受けの相手方の氏名又は名称及び住所

③ 滅失等事故の届出をした大麻、発芽不能未処理種子及び麻薬の品名及び数量

④ 播種した発芽不能未処理種子の品名及び数量並びにその年月日

⑤ その他厚生労働省令で定める事項

(2) 第二種採取栽培者は、(1)の帳簿を、最終の記載の日から 2 年間、保存しなければならない。

⇒　上記(1)⑤の「厚生労働省令で定める事項」は、次に掲げる事項とする。〈則第 9 条第 2

第3章　第二種大麻草採取栽培者及び大麻草研究栽培者〈第13条—第17条〉

項により準用する第5条〉

㈠　大麻草の加工の許可(法第17条第1項により準用する第12条の4第1項)を受けて加工を
した大麻草の品名及び数量並びにその年月日

㈡　㈠の加工の過程において製造された麻薬の品名及び数量並びにその年月日

　　※「麻薬」とは、法第10条第1項第3号に規定する麻薬をいう。

㈢　㈠の加工の過程において廃棄した麻薬の品名及び数量並びにその年月日

⇒　上記(1)に違反して、帳簿を備えず、又は帳簿に記載せず、もしくは虚偽の記載をした
者は、1年以下の拘禁刑もしくは20万円以下の罰金に処し、又はこれを併科する。〈法
第25条第2号〉

　　また、法人の代表者又は法人もしくは人の代理人その他の従業者が、その法人又は人
の業務に関して、法第25条第2号の罪を犯したときは、いわゆる両罰規定の対象とな
っており、行為者を罰するほか、その法人又は人には20万円以下の罰金刑を科する。
〈法第27条〉

⇒　上記(2)に違反して、帳簿の保存をしなかった者は、1年以下の拘禁刑もしくは20万円
以下の罰金に処し、又はこれを併科する。〈法第25条第3号〉

　　また、法人の代表者又は法人もしくは人の代理人その他の従業者が、その法人又は人
の業務に関して、法第25条第3号の罪を犯したときは、いわゆる両罰規定の対象とな
っており、行為者を罰するほか、その法人又は人には20万円以下の罰金刑を科する。
〈法第27条〉

## ＜法第１１条の準用＞

**2**　第二種採取栽培者は、その所有する大麻をその栽培地外へ持ち出してはならない。た
だし、厚生労働大臣の許可を受けたとき、又は栽培地外での廃棄の届出をしたときは、
この限りでない。〈法第11条の準用〉

⇒　上記に違反した者は、3年以下の拘禁刑もしくは50万円以下の罰金に処し、又はこれ
を併科する。〈法第24条の6第1号〉

　　この罪に係る大麻で、犯人が所有し、又は所持するものは、没収する。ただし、犯人
以外の所有に係るときは、没収しないことができる。〈法第24条の7第1項〉

　　また、法人の代表者又は法人もしくは人の代理人その他の従業者が、その法人又は人
の業務に関して、法第24条の6第1号の罪を犯したときは、いわゆる両罰規定の対象
となっており、行為者を罰するほか、その法人又は人には50万円以下の罰金刑を科す
る。〈法第27条〉

## ＜法第１２条の準用＞

**3**　大麻の廃棄方法について、次のとおり定められている。〈法第12条の準用〉

① 第二種採取栽培者は、その栽培地において、その所有する大麻を廃棄しようとすると
きは、廃棄する大麻の品名及び数量について厚生労働大臣に届け出て、厚生労働省令
で定める方法により当該大麻を廃棄しなければならない。

② 第二種採取栽培者は、その栽培地外において、その所有する大麻を廃棄しようとする
ときは、廃棄する大麻の品名及び数量並びに廃棄の方法について厚生労働大臣に届け

89

出て、当該職員の立会いの下に当該大麻を廃棄しなければならない。

⇒　上記①の「厚生労働省令で定める方法」は、焼却、埋却その他の大麻を回収することが困難な方法とする。〈則第9条第2項により準用する第6条〉

⇒　上記①又は②に違反して、大麻を廃棄した者は、1年以下の拘禁刑もしくは20万円以下の罰金に処し、又はこれを併科する。〈法第25条第4号〉

　　また、法人の代表者又は法人もしくは人の代理人その他の従業者が、その法人又は人の業務に関して、法第25条第4号の罪を犯したときは、いわゆる両罰規定の対象となっており、行為者を罰するほか、その法人又は人には20万円以下の罰金刑を科する。〈法第27条〉

## ＜法第１２条の２第１項の準用＞

**4**　第二種採取栽培者は、その所有する大麻、発芽不能未処理種子及び麻薬につき、滅失、盗取、所在不明その他の事故が生じたときは、速やかに、当該大麻、発芽不能未処理種子及び麻薬の品名及び数量その他厚生労働省令で定める事項を厚生労働大臣に届け出なければならない。〈法第12条の2第1項の準用〉

⇒　上記の「厚生労働省令で定める事項」は、次に掲げる事項とする。〈則第9条第2項により準用する第7条〉

①　届出をしようとする者の氏名及び住所(法人又は団体であるときは、その名称、業務を行う役員の氏名及び主たる事務所の所在地)

②　免許証の番号、免許年月日及び免許証の種類

③　栽培地並びに業務上大麻、発芽不能未処理種子及び麻薬を取り扱う事務所の位置

④　事故発生の状況

⇒　上記において虚偽の届出をした者は、1年以下の拘禁刑もしくは20万円以下の罰金に処し、又はこれを併科する。〈法第25条第5号〉

　　また、法人の代表者又は法人もしくは人の代理人その他の従業者が、その法人又は人の業務に関して、法第25条第5号の罪を犯したときは、いわゆる両罰規定の対象となっており、行為者を罰するほか、その法人又は人には20万円以下の罰金刑を科する。〈法第27条〉

⇒　上記の届出をしなかった者は、6月以下の拘禁刑もしくは20万円以下の罰金に処し、又はこれを併科する。〈法第25条の2第1号〉

　　また、法人の代表者又は法人もしくは人の代理人その他の従業者が、その法人又は人の業務に関して、法第25条の2第1号の罪を犯したときは、いわゆる両罰規定の対象となっており、行為者を罰するほか、その法人又は人には20万円以下の罰金刑を科する。〈法第27条〉

## ＜法第１２条の４の準用＞

**5**　大麻草の加工の許可について、次のとおり定められている。〈法第12条の4第1項から第3項までの準用〉

①　第二種採取栽培者は、大麻草の加工(大麻草の成分の抽出その他厚生労働省令で定める行為を含む。③において同じ)をしようとするときは、半期ごとに、加工のために使

第3章　第二種大麻草採取栽培者及び大麻草研究栽培者（第13条—第17条）

用する大麻草の品名及び数量並びに加工をする品目その他厚生労働省令で定める事項
について、厚生労働大臣の許可を受けなければならない。ただし、大麻草の種子又は
成熟した茎の加工をする場合であって厚生労働省令で定めるときは、この限りでない。

② ①の許可を受けようとする者は、厚生労働省令で定めるところにより、①に規定する
事項を記載した申請書を厚生労働大臣に提出しなければならない。

③ ①により許可を受けた第二種採取栽培者は、当該許可を受けた半期の期間経過後30
日以内に、加工のために使用した大麻草の品名及び数量並びに加工をした品目その他
厚生労働省令で定める事項を厚生労働大臣に報告しなければならない。

⇒ 上記①の「厚生労働省令で定める行為」は、次に掲げる行為とする。〈則第9条第2項
により準用する第7条の3第1項〉

㈠ 大麻草の圧縮

㈡ 大麻草の冷凍

⇒ 上記①の「厚生労働省令で定める事項」は、次に掲げる事項とする。〈則第9条第2項
により準用する第7条の3第2項〉

㈠ 許可を受けようとする者の氏名及び住所（法人又は団体であるときは、その名称、業
務を行う役員の氏名及び主たる事務所の所在地）

㈡ 免許証の番号、免許年月日及び免許証の種類

㈢ 大麻草の加工の方法及び加工の過程

㈣ 大麻草を加工する施設の所在地

⇒ 上記①の但書の「厚生労働省令で定めるとき」は、大麻草の種子又は成熟した茎の形
状を有する製品を製造するときとする。〈則第9条第2項により準用する第7条の3第3項〉

⇒ 上記①に違反して、大麻草の加工をした者は、3年以下の拘禁刑もしくは50万円以下
の罰金に処し、又はこれを併科する。〈法第24条の6第2号〉

この罪に係る大麻草で、犯人が所有し、又は所持するものは、没収する。ただし、犯
人以外の所有に係るときは、没収しないことができる。〈法第24条の7第1項〉

また、法人の代表者又は法人もしくは人の代理人その他の従業者が、その法人又は人
の業務に関して、法第24条の6第2号の罪を犯したときは、いわゆる両罰規定の対象
となっており、行為者を罰するほか、その法人又は人には50万円以下の罰金刑を科す
る。〈法第27条〉

⇒ 上記②について、大麻草の加工の許可を受けようとする者は、申請書に大麻草を加工
する施設の位置及び構造を示す図面及び写真を添えて、栽培地を管轄する地方厚生局長
を経由して、厚生労働大臣に提出しなければならない。〈則第9条第2項により準用する第
7条の3第4項〉

※「申請書」とは、別記第3号様式による申請書をいう。

⇒ 上記③の「厚生労働省令で定める事項」は、加工をした品目の納入先とする。〈則第9
条第2項により準用する第7条の3第5項〉

⇒ 上記③において虚偽の報告をした者は、1年以下の拘禁刑もしくは20万円以下の罰金
に処し、又はこれを併科する。〈法第25条第6号〉

また、法人の代表者又は法人もしくは人の代理人その他の従業者が、その法人又は人の業務に関して、法第 25 条第 6 号の罪を犯したときは、いわゆる両罰規定の対象となっており、行為者を罰するほか、その法人又は人には 20 万円以下の罰金刑を科する。〈法第 27 条〉

⇒　上記③の報告をしなかった者は、6 月以下の拘禁刑もしくは 20 万円以下の罰金に処し、又はこれを併科する。〈法第 25 条の 2 第 2 号〉

　　また、法人の代表者又は法人もしくは人の代理人その他の従業者が、その法人又は人の業務に関して、法第 25 条の 2 第 2 号の罪を犯したときは、いわゆる両罰規定の対象となっており、行為者を罰するほか、その法人又は人には 20 万円以下の罰金刑を科する。〈法第 27 条〉

## ＜法第１２条の６の準用＞

**6**　第二種採取栽培者免許の取消し等について、次のとおり定められている。〈法第 12 条の 6 の準用〉

① 厚生労働大臣は、第二種採取栽培者が、この法律の規定、この法律の規定に基づく厚生労働大臣の処分もしくはこの法律に規定する免許(法第 13 条第 1 項)もしくは厚生労働大臣の許可に付した条件に違反したとき、その業務に関し犯罪もしくは不正の行為をしたとき、又は免許の欠格事由(法第 13 条第 2 項により準用する第 5 条第 2 項第 2 号から第 8 号まで)のいずれかに該当するに至ったときは、免許を取り消し、又は期間を定めて、大麻草の栽培の中止を命ずることができる。

② 厚生労働大臣は、①により免許を取り消したときは、第二種採取栽培者名簿の登録を抹消するものとする。

③ 厚生労働大臣は、第二種採取栽培者が、この法律の規定もしくはこの法律に規定する厚生労働大臣の許可に付した条件に違反したとき、又はその業務に関し犯罪もしくは不正の行為をしたときは、大麻草の加工の許可を取り消し、又は期間を定めて、大麻草の加工の中止を命ずることができる。

⇒　上記①及び③の命令に違反した者は、3 年以下の拘禁刑もしくは 50 万円以下の罰金に処し、又はこれを併科する。〈法第 24 条の 6 第 3 号〉

　　この罪に係る大麻草で、犯人が所有し、又は所持するものは、没収する。ただし、犯人以外の所有に係るときは、没収しないことができる。〈法第 24 条の 7 第 1 項〉

　　また、法人の代表者又は法人もしくは人の代理人その他の従業者が、その法人又は人の業務に関して、法第 24 条の 6 第 3 号の罪を犯したときは、いわゆる両罰規定の対象となっており、行為者を罰するほか、その法人又は人には 50 万円以下の罰金刑を科する。〈法第 27 条〉

## ＜法第１２条の７の準用＞

**7**　第二種採取栽培者免許の取消しを受けようとするとき等の届出について、次のとおり定められている。〈法第 12 条の 7 の準用〉

① 第二種採取栽培者は、免許の取消しを受けようとするときは、厚生労働省令で定めるところにより、免許証を添えて、現在の大麻草の作付面積、現に所有する大麻、発芽

第3章　第二種大麻草採取栽培者及び大麻草研究栽培者（第13条—第17条）

不能未処理種子及び麻薬の品名及び数量その他厚生労働省令で定める事項を厚生労働大臣に届け出なければならない。

② ①による届出を受けた厚生労働大臣は、当該届出に係る免許を取り消すものとする。

③ 第二種採取栽培者が死亡し、又は解散したときは、相続人もしくは相続人に代わって相続財産を管理する者又は清算人、破産管財人もしくは合併後存続し、もしくは合併により設立された法人の代表者は、厚生労働省令で定めるところにより、30日以内に、当該第二種採取栽培者の免許証を添えて、その旨、現在の大麻草の作付面積、現に管理する大麻、発芽不能未処理種子及び麻薬の品名及び数量その他厚生労働省令で定める事項を厚生労働大臣に届け出なければならない。

④ 厚生労働大臣は、②により免許を取り消したとき、又は③による届出があったときは、第二種採取栽培者名簿の登録を抹消するものとする。

⇒ 上記①の「厚生労働省令で定める事項」は、次に掲げる事項とする。〈則第9条第2項により準用する第8条第2項〉

　㈠ 届出をしようとする者の氏名及び住所（法人又は団体であるときは、その名称、業務を行う役員の氏名及び主たる事務所の所在地）

　㈡ 免許証の番号、免許年月日及び免許証の種類

　㈢ 免許の取消しを受けようとする理由及びその年月日

⇒ 上記①について、免許の取消しの届出をしようとする者は、届出書を地方厚生局長を経由して、厚生労働大臣に提出しなければならない。〈則第9条第2項により準用する第8条第1項〉

⇒ 上記①又は③において虚偽の届出をした者は、1年以下の拘禁刑もしくは20万円以下の罰金に処し、又はこれを併科する。〈法第25条第5号〉

　また、法人の代表者又は法人もしくは人の代理人その他の従業者が、その法人又は人の業務に関して、法第25条第5号の罪を犯したときは、いわゆる両罰規定の対象となっており、行為者を罰するほか、その法人又は人には20万円以下の罰金刑を科する。〈法第27条〉

⇒ 上記③の届出をしなかった者は、6月以下の拘禁刑もしくは20万円以下の罰金に処し、又はこれを併科する。〈法第25条の2第1号〉

　また、法人の代表者又は法人もしくは人の代理人その他の従業者が、その法人又は人の業務に関して、法第25条の2第1号の罪を犯したときは、いわゆる両罰規定の対象となっており、行為者を罰するほか、その法人又は人には20万円以下の罰金刑を科する。〈法第27条〉

## ＜法第12条の8の準用＞

**8** 免許期間満了者等の取扱いについて、次のとおり定められている。〈法第12条の8の準用〉

　① 免許期間満了者等については、免許期間満了者等がこれらの事由の生じた日から50日以内に、その所有し、もしくは管理する大麻を第二種採取栽培者、研究栽培者、麻薬製造業者もしくは麻薬研究施設の設置者に譲り渡す場合又はその所有し、若しくは管理する麻薬を麻薬製造業者若しくは麻薬研究施設の設置者に譲り渡す場合に限り、

93

その譲渡し及び譲受けについては、麻向法第 24 条第 1 項及び第 26 条第 3 項の規定を適用せず、また、免許期間満了者等の当該大麻及び当該麻薬の所持については、同期間に限り、同法第 28 条第 1 項の規定を適用しない。

② 免許期間満了者等は、①に規定する事由の生じた日から 50 日以内に、その所有し、又は管理する発芽不能未処理種子を大麻草栽培者に譲り渡し、又は廃棄しなければならない。

③ 免許期間満了者等が①により大麻もしくは麻薬を譲り渡したとき、又は①により発芽不能未処理種子を譲り渡したときは、15 日以内に、当該大麻もしくは麻薬又は当該発芽不能未処理種子の品名及び数量、譲渡しの年月日並びに譲受人の氏名又は名称及び住所を厚生労働大臣に届け出なければならない。

⇒ 上記①の「麻薬製造業者」とは、厚生労働大臣の免許を受けて、麻薬を製造すること（麻薬を精製すること、及び麻薬に化学的変化を加えて他の麻薬にすることを含む）を業とする者をいう。〈麻向法第 2 条第 1 項第 12 号〉

⇒ 上記②に違反した者は、1 年以下の拘禁刑もしくは 20 万円以下の罰金に処し、又はこれを併科する。〈法第 25 条第 8 号〉

　また、法人の代表者又は法人もしくは人の代理人その他の従業者が、その法人又は人の業務に関して、法第 25 条第 8 号の罪を犯したときは、いわゆる両罰規定の対象となっており、行為者を罰するほか、その法人又は人には 20 万円以下の罰金刑を科する。〈法第 27 条〉

⇒ 上記③において虚偽の届出をした者は、1 年以下の拘禁刑もしくは 20 万円以下の罰金に処し、又はこれを併科する。〈法第 25 条第 5 号〉

　また、法人の代表者又は法人もしくは人の代理人その他の従業者が、その法人又は人の業務に関して、法第 25 条第 5 号の罪を犯したときは、いわゆる両罰規定の対象となっており、行為者を罰するほか、その法人又は人には 20 万円以下の罰金刑を科する。〈法第 27 条〉

⇒ 上記③の届出をしなかった者は、6 月以下の拘禁刑もしくは 20 万円以下の罰金に処し、又はこれを併科する。〈法第 25 条の 2 第 1 号〉

　また、法人の代表者又は法人もしくは人の代理人その他の従業者が、その法人又は人の業務に関して、法第 25 条の 2 第 1 号の罪を犯したときは、いわゆる両罰規定の対象となっており、行為者を罰するほか、その法人又は人には 20 万円以下の罰金刑を科する。〈法第 27 条〉

第3章　第二種大麻草採取栽培者及び大麻草研究栽培者（第13条—第17条）

■第１７条第２項■

　　第十条から第十二条まで、第十二条の二第一項、第十二条の六第一項及び第二項、第十二条の七並びに第十二条の八の規定は、大麻草研究栽培者について準用する。この場合において、これらの規定中「都道府県知事」とあるのは「厚生労働大臣」と、第十条第一項第三号中「、発芽不能未処理種子及び麻薬（第十二条の四第一項に規定する加工の過程において製造された麻薬及び向精神薬取締法別表第一第四十二号及び第四十三号に掲げる物に限る。以下同じ。）」とあるのは「及び発芽不能未処理種子」と、第十二条の二第一項並びに第十二条の七第一項及び第三項中「、発芽不能未処理種子及び麻薬」とあるのは「及び発芽不能未処理種子」と、第十二条の六第一項中「第五条第二項第二号から第八号まで」とあるのは「第十三条第二項において準用する第五条第二項第二号から第六号まで及び第八号」と、「免許」とあるのは「免許（第十三条第一項に規定する免許をいう。以下同じ。）」と、同条第二項及び第十二条の七第四項中「第一種大麻草採取栽培者名簿」とあるのは「大麻草研究栽培者名簿」と、同条第三項中「死亡し、又は解散した」とあるのは「死亡した」と、「若しくは相続人」とあるのは「又は相続人」と、「管理する者又は清算人、破産管財人若しくは合併後存続し、若しくは合併により設立された法人の代表者」とあるのは「管理する者」と、第十二条の八第一項中「第一種大麻草採取栽培者、大麻草研究栽培者」とあるのは「大麻草栽培者、麻薬製造業者（麻薬及び向精神薬取締法第二条第一項第十二号に規定する麻薬製造業者をいう。）」と、「当該大麻及び麻薬」とあるのは「当該大麻」と読み替えるものとする。

## 趣　旨

　　本規定は、研究栽培者については、①大麻草栽培に関する帳簿、②大麻の持ち出し禁止、③大麻の廃棄方法、④滅失等事故の届出、⑤免許の取消し等、⑥免許の取消しを受けようとするとき等の届出、⑦免許期間満了者等の取扱いに係る規定を準用して適用する旨を定めたものである。

## 解　説

**1**　研究帳簿に係る令和５年の法改正について、次のように整理することができる。
　①　大麻取締法第16条の２においては、大麻研究者に係る帳簿記載・保存の義務が設けられていた。
　②　そのような帳簿の記載・保存の義務については、法第17条第２項の準用規定で対処することから、大麻取締法第16条の２が削除された。

＜法第１０条の準用＞

**2**　大麻草栽培に関する帳簿について、次のとおり定められている。〈法第10条の準用〉
　①　研究栽培者は、その事務所に帳簿を備え、これに次に掲げる事項を記載しなければならない。
　　㈠　採取し、譲り渡し、譲り受け、又は廃棄した大麻及び発芽不能未処理種子の品名及び数量並びにその年月日
　　㈡　譲渡し又は譲受けの相手方の氏名又は名称及び住所

㈢ 滅失等事故の届出をした大麻及び発芽不能未処理種子の品名及び数量

㈣ 播種した発芽不能未処理種子の品名及び数量並びにその年月日

㈤ その他厚生労働省令で定める事項

② 研究栽培者は、①の帳簿を、最終の記載の日から2年間、保存しなければならない。

⇒ 上記①㈤の「厚生労働省令で定める事項」は、研究のため使用した大麻の品名及び数量並びに使用した年月日とする。〈則第9条第4項により準用する第5条〉

⇒ 上記①に違反して、帳簿を備えず、又は帳簿に記載せず、もしくは虚偽の記載をした者は、1年以下の拘禁刑もしくは20万円以下の罰金に処し、又はこれを併科する。〈法第25条第2号〉

　また、法人の代表者又は法人もしくは人の代理人その他の従業者が、その法人又は人の業務に関して、法第25条第2号の罪を犯したときは、いわゆる両罰規定の対象となっており、行為者を罰するほか、その法人又は人には20万円以下の罰金刑を科する。〈法第27条〉

⇒ 上記②に違反して、帳簿の保存をしなかった者は、1年以下の拘禁刑もしくは20万円以下の罰金に処し、又はこれを併科する。〈法第25条第3号〉

　また、法人の代表者又は法人もしくは人の代理人その他の従業者が、その法人又は人の業務に関して、法第25条第3号の罪を犯したときは、いわゆる両罰規定の対象となっており、行為者を罰するほか、その法人又は人には20万円以下の罰金刑を科する。〈法第27条〉

## ＜法第１１条の準用＞

**3**　研究栽培者は、その所有する大麻をその栽培地外へ持ち出してはならない。ただし、厚生労働大臣の許可を受けたとき、又は栽培地外での廃棄の届出をしたときは、この限りでない。〈法第11条の準用〉

⇒ 上記に違反した者は、3年以下の拘禁刑もしくは50万円以下の罰金に処し、又はこれを併科する。〈法第24条の6第1号〉

　この罪に係る大麻で、犯人が所有し、又は所持するものは、没収する。ただし、犯人以外の所有に係るときは、没収しないことができる。〈法第24条の7第1項〉

　また、法人の代表者又は法人もしくは人の代理人その他の従業者が、その法人又は人の業務に関して、法第24条の6第1号の罪を犯したときは、いわゆる両罰規定の対象となっており、行為者を罰するほか、その法人又は人には50万円以下の罰金刑を科する。〈法第27条〉

## ＜法第１２条の準用＞

**4**　大麻の廃棄方法について、次のとおり定められている。〈法第12条の準用〉

① 研究栽培者は、その栽培地において、その所有する大麻を廃棄しようとするときは、廃棄する大麻の品名及び数量について厚生労働大臣に届け出て、厚生労働省令で定める方法により当該大麻を廃棄しなければならない。

② 研究栽培者は、その栽培地外において、その所有する大麻を廃棄しようとするときは、廃棄する大麻の品名及び数量並びに廃棄の方法について厚生労働大臣に届け出て、当該

第3章　第二種大麻草採取栽培者及び大麻草研究栽培者（第13条―第17条）

職員の立会いの下に当該大麻を廃棄しなければならない。

⇒　上記①の「厚生労働省令で定める方法」は、焼却、埋却その他の大麻を回収することが困難な方法とする。〈則第9条第4項により準用する第6条〉

⇒　上記①又は②に違反して、大麻を廃棄した者は、1年以下の拘禁刑もしくは20万円以下の罰金に処し、又はこれを併科する。〈法第25条第4号〉

　　また、法人の代表者又は法人もしくは人の代理人その他の従業者が、その法人又は人の業務に関して、法第25条第4号の罪を犯したときは、いわゆる両罰規定の対象となっており、行為者を罰するほか、その法人又は人には20万円以下の罰金刑を科する。〈法第27条〉

## ＜法第12条の2第1項の準用＞

**5**　研究栽培者は、その所有する大麻及び発芽不能未処理種子につき、滅失、盗取、所在不明その他の事故が生じたときは、速やかに、当該大麻及び発芽不能未処理種子の品名及び数量その他厚生労働省令で定める事項を厚生労働大臣に届け出なければならない。〈法第12条の2第1項の準用〉

⇒　上記の「厚生労働省令で定める事項」は、次に掲げる事項とする。〈則第9条第4項により準用する第7条〉

① 届出をしようとする者の氏名及び住所

② 免許証の番号、免許年月日及び免許証の種類

③ 栽培地並びに業務上大麻及び発芽不能未処理種子を取り扱う事務所の位置

④ 事故発生の状況

⇒　上記において虚偽の届出をした者は、1年以下の拘禁刑もしくは20万円以下の罰金に処し、又はこれを併科する。〈法第25条第5号〉

　　また、法人の代表者又は法人もしくは人の代理人その他の従業者が、その法人又は人の業務に関して、法第25条第5号の罪を犯したときは、いわゆる両罰規定の対象となっており、行為者を罰するほか、その法人又は人には20万円以下の罰金刑を科する。〈法第27条〉

⇒　上記の届出をしなかった者は、6月以下の拘禁刑もしくは20万円以下の罰金に処し、又はこれを併科する。〈法第25条の2第1号〉

　　また、法人の代表者又は法人もしくは人の代理人その他の従業者が、その法人又は人の業務に関して、法第25条の2第1号の罪を犯したときは、いわゆる両罰規定の対象となっており、行為者を罰するほか、その法人又は人には20万円以下の罰金刑を科する。〈法第27条〉

## ＜法第12条の6の準用＞

**6**　研究栽培者免許の取消し等について、次のとおり定められている。〈法第12条の6第1項及び第2項の準用〉

① 厚生労働大臣は、研究栽培者が、この法律の規定、この法律の規定に基づく厚生労働大臣の処分もしくはこの法律に規定する免許（法第13条第1項）もしくは厚生労働大臣の許可に付した条件に違反したとき、その業務に関し犯罪もしくは不正の行為をした

とき、又は免許の欠格事由(法第13条第2項により準用する第5条第2項第2号から第6号まで及び第8号)のいずれかに該当するに至ったときは、免許を取り消し、又は期間を定めて、大麻草の栽培の中止を命ずることができる。

② 厚生労働大臣は、①により免許を取り消したときは、研究栽培者名簿の登録を抹消するものとする。

⇒ 上記①の命令に違反した者は、3年以下の拘禁刑もしくは50万円以下の罰金に処し、又はこれを併科する。〈法第24条の6第3号〉

この罪に係る大麻草で、犯人が所有し、又は所持するものは、没収する。ただし、犯人以外の所有に係るときは、没収しないことができる。〈法第24条の7第1項〉

また、法人の代表者又は法人もしくは人の代理人その他の従業者が、その法人又は人の業務に関して、法第24条の6第3号の罪を犯したときは、いわゆる両罰規定の対象となっており、行為者を罰するほか、その法人又は人には50万円以下の罰金刑を科する。〈法第27条〉

## ＜法第１２条の７の準用＞

7 研究栽培者免許の取消しを受けようとするとき等の届出について、次のとおり定められている。〈法第12条の7の準用〉

① 研究栽培者は、免許の取消しを受けようとするときは、厚生労働省令で定めるところにより、免許証を添えて、現在の大麻草の作付面積、現に所有する大麻及び発芽不能未処理種子の品名及び数量その他厚生労働省令で定める事項を厚生労働大臣に届け出なければならない。

② ①による届出を受けた厚生労働大臣は、当該届出に係る免許を取り消すものとする。

③ 研究栽培者が死亡したときは、相続人又は相続人に代わって相続財産を管理する者は、厚生労働省令で定めるところにより、30日以内に、当該研究栽培者の免許証を添えて、その旨、現在の大麻草の作付面積、現に管理する大麻及び発芽不能未処理種子の品名及び数量その他厚生労働省令で定める事項を厚生労働大臣に届け出なければならない。

④ 厚生労働大臣は、②により免許を取り消したとき、又は③による届出があったときは、研究栽培者名簿の登録を抹消するものとする。

⇒ 上記①の「厚生労働省令で定める事項」は、次に掲げる事項とする。〈則第9条第4項により準用する第8条第2項〉

(一) 届出をしようとする者の氏名及び住所

(二) 免許証の番号、免許年月日及び免許証の種類

(三) 免許の取消しを受けようとする理由及びその年月日

⇒ 上記①について、免許の取消しの届出をしようとする者は、届出書を栽培地を管轄する地方厚生局長に提出しなければならない。〈則第9条第4項により準用する第8条第1項〉

⇒ 上記①又は③において虚偽の届出をした者は、1年以下の拘禁刑もしくは20万円以下の罰金に処し、又はこれを併科する。〈法第25条第5号〉

また、法人の代表者又は法人もしくは人の代理人その他の従業者が、その法人又は人の業務に関して、法第25条第5号の罪を犯したときは、いわゆる両罰規定の対象とな

第3章　第二種大麻草採取栽培者及び大麻草研究栽培者（第13条—第17条）

っており、行為者を罰するほか、その法人又は人には 20 万円以下の罰金刑を科する。
〈法第 27 条〉

⇒　上記③の届出をしなかった者は、6 月以下の拘禁刑もしくは 20 万円以下の罰金に処
し、又はこれを併科する。〈法第 25 条の 2 第 1 号〉

　また、法人の代表者又は法人もしくは人の代理人その他の従業者が、その法人又は人
の業務に関して、法第 25 条の 2 第 1 号の罪を犯したときは、いわゆる両罰規定の対象
となっており、行為者を罰するほか、その法人又は人には 20 万円以下の罰金刑を科す
る。〈法第 27 条〉

## ＜法第１２条の８の準用＞

**8**　免許期間満了者等の取扱いについて、次のとおり定められている。〈法第 12 条の 8 の準用〉

①　免許期間満了者等については、免許期間満了者等がこれらの事由の生じた日から 50
日以内に、その所有し、又は管理する大麻を大麻草栽培者、麻薬製造業者又は麻薬研
究施設の設置者に譲り渡す場合に限り、その譲渡し及び譲受けについては、麻向法第
24 条第 1 項及び第 26 条第 3 項の規定を適用せず、また、免許期間満了者等の当該大
麻の所持については、同期間に限り、同法第 28 条第 1 項の規定を適用しない。

②　免許期間満了者等は、①に規定する事由の生じた日から 50 日以内に、その所有し、
又は管理する発芽不能未処理種子を大麻草栽培者に譲り渡し、又は廃棄しなければな
らない。

③　免許期間満了者等が①により大麻を譲り渡したとき、又は①により発芽不能未処理
種子を譲り渡したときは、15 日以内に、当該大麻又は当該発芽不能未処理種子の品名
及び数量、譲渡しの年月日並びに譲受人の氏名又は名称及び住所を厚生労働大臣に届
け出なければならない。

⇒　上記②に違反した者は、1 年以下の拘禁刑もしくは 20 万円以下の罰金に処し、又はこ
れを併科する。〈法第 25 条第 8 号〉

　また、法人の代表者又は法人もしくは人の代理人その他の従業者が、その法人又は人
の業務に関して、法第 25 条第 8 号の罪を犯したときは、いわゆる両罰規定の対象とな
っており、行為者を罰するほか、その法人又は人には 20 万円以下の罰金刑を科する。
〈法第 27 条〉

⇒　上記③において虚偽の届出をした者は、1 年以下の拘禁刑もしくは 20 万円以下の罰金
に処し、又はこれを併科する。〈法第 25 条第 5 号〉

　また、法人の代表者又は法人もしくは人の代理人その他の従業者が、その法人又は人
の業務に関して、法第 25 条第 5 号の罪を犯したときは、いわゆる両罰規定の対象とな
っており、行為者を罰するほか、その法人又は人には 20 万円以下の罰金刑を科する。
〈法第 27 条〉

⇒　上記③の届出をしなかった者は、6 月以下の拘禁刑もしくは 20 万円以下の罰金に処
し、又はこれを併科する。〈法第 25 条の 2 第 1 号〉

　また、法人の代表者又は法人もしくは人の代理人その他の従業者が、その法人又は人
の業務に関して、法第 25 条の 2 第 1 号の罪を犯したときは、いわゆる両罰規定の対象

となっており、行為者を罰するほか、その法人又は人には 20 万円以下の罰金刑を科する。〈法第 27 条〉


### ■第17条第3項■

　厚生労働大臣は、次の各号のいずれかに該当する場合には、速やかに、その旨を都道府県知事に通知するものとする。
一　前二項において準用する第十二条の六第一項の規定により免許を取り消したとき、又は大麻草の栽培の中止を命じたとき。
二　前二項において準用する第十二条の七第二項の規定により免許を取り消したとき、又は同条第三項の規定による届出があつたとき。
三　免許の有効期間が満了したとき（免許の有効期間が満了した者が引き続き免許を受けている場合を除く。）。


### 趣 旨

　本規定は、厚生労働大臣は、①法令等に違反して第二種採取栽培者免許又は研究栽培者免許を取り消したとき、②第二種採取栽培者又は研究栽培者による大麻草の栽培中止命令を下したとき、③届出を受けて第二種採取栽培者免許又は研究栽培者免許を取り消したとき、④第二種採取栽培者又は研究栽培者の死亡等の届出があったとき、⑤第二種採取栽培者免許又は研究栽培者免許の有効期間が満了したときは、都道府県知事に通知する旨を定めたものである。

第4章 大麻草の種子の取扱い（第18条—第21条の3）

# 第四章　大麻草の種子の取扱い

〈令五法八四・改称〉

# 第十八条

〈令五法八四・全改〉

> 大麻草栽培者は、大麻草の種子を譲り渡す場合には、厚生労働省令で定める方法により当該種子が発芽しないように処理しなければならない。ただし、他の大麻草栽培者に当該種子を譲り渡す場合その他厚生労働省令で定める場合は、この限りでない。

## 趣　旨

本規定は、大麻草栽培者に対し、大麻草の種子を譲り渡す場合には、原則として発芽不能処理を行うことを義務づけたものである。

## 解　説

1　大麻草の種子の流通について、次のように整理することができる。

① 大麻取締法では大麻草の種子及びその製品の利用等を規制対象としていなかったことから、大麻草の種子の製品が、七味唐辛子や鳥の餌等として食品加工会社や飼料取扱業者等により取り扱われ、今も広く流通している。

② なお、大麻草規制法においても、大麻草の種子及びその製品は「大麻」に該当しない（法第2条第2項）。

③ 令和5年の法改正において、繊維と種子の採取に限定されていた大麻草の栽培目的が、医薬品の原料としての利用とその他産業用製品の原材料としての利用に拡大されることに伴って、栽培に供する種子の需要の拡大が見込まれるが、これは、発芽可能な種子が流通する可能性が高まることを意味する。

④ そこで、保健衛生上の危害防止の観点から、大麻草栽培者が所有する大麻草の種子については、原則として発芽不能処理をしたもののみを譲渡できるようにし、例外として発芽可能な種子を譲渡可能とするため、同年の法改正により本規定が設けられている。

2　「厚生労働省令で定める方法」は、次に掲げる方法とする。〈則第10条の2〉

① 熱処理

② 燻蒸

3　本規定に違反して、大麻草の種子を譲り渡した者は、3年以下の拘禁刑もしくは50万円以下の罰金に処し、又はこれを併科する。〈法第24条の6第4号〉

この罪に係る大麻草の種子で、犯人が所有し、又は所持するものは、没収する。ただし、犯人以外の所有に係るときは、没収しないことができる。〈法第24条の7第1項〉

また、法人の代表者又は法人もしくは人の代理人その他の従業者が、その法人又は人の業務に関して、法第24条の6第4号の罪を犯したときは、いわゆる両罰規定の対象となっており、行為者を罰するほか、その法人又は人には50万円以下の罰金刑を科する。〈法第27条〉

101

<但書>

**4** 「厚生労働省令で定める場合」は、次に掲げる場合とする。〈則第10条の3〉

① 発芽不能処理(法第18条)を行う者に大麻草の種子を譲り渡す場合

② 大麻草の研究その他の目的で、厚生労働大臣又は都道府県知事に大麻草の種子を譲り渡す場合

第4章　大麻草の種子の取扱い（第18条—第21条の3）

# 第十九条

〔令五法八四・全改〕

■第19条第1項■

発芽不能未処理種子は、輸入してはならない。ただし、次の各号のいずれかに該当する場合であつて、厚生労働省令で定めるところにより、厚生労働大臣の許可を受けたときは、この限りでない。

一　大麻草栽培者が輸入する場合

二　発芽不能未処理種子を輸入し、前条に規定する方法による処理をする場合

趣　旨

本規定は、厚生労働大臣の許可がない限り、発芽不能未処理種子を輸入することは禁止される旨を定めたものである。

解　説

1　大麻草の種子の輸入について、次のように整理することができる。

①　従前、大麻草の種子の輸入については、外為法、管理令及び輸入公表告示において規制されており、輸入の承認を要しないもの(管理令第4条第2項)として、「けしの実及び大麻の実については、熱処理等によって発芽不能の処理を施したものであることを証する書類(当該陸揚港を管轄する地方厚生局麻薬取締部、地方厚生支局麻薬取締部又は地方麻薬取締支所が発行したものに限る)を税関に提出した場合に輸入ができる(輸入公表告示三8(1))」としていた。

※「外為法」とは、外国為替及び外国貿易法(昭和24年法律第228号)の略称

※「管理令」とは、輸入貿易管理令(昭和24年政令第414号)の略称

※「輸入公表告示」とは、輸入割当てを受けるべき貨物の品目、輸入の承認を受けるべき貨物の原産地又は船積地域その他貨物の輸入について必要な事項の公表(昭和41年通商産業省告示第170号)の略称

②　つまり、我が国に輸入される大麻草の種子は、発芽不能の処理を施したもののみが流通するという状況にあった。

③　さて、令和5年の法改正により、栽培に供する大麻草の種子の需要の拡大が見込まれるため、発芽可能な種子を輸入できるよう法規制を整備する必要がある。

④　これまでは、大麻草の種子の揚陸港を管轄する地方厚生局麻薬取締部等が、発芽不能処理を施したものであることの証明書を税関に提出することをもって、大麻草の種子を通関させていたことから、実態として、種子輸入の可否については厚生労働省に個々の判断が委ねられている状況にあったといえる。

⑤　発芽しないよう処理がされている種子の輸入に加え、発芽可能な種子の輸入を認めるにあたっては、専門的知見を有する厚生労働省において、それらの種子が不正な栽培に用いられないよう、大麻草採取栽培者の免許区分に適した品種の種子かどうか、また、その発芽可能な種子が輸入許可申請者にとって本当に必要なものかどうかを判

断することが求められる。

⑥　そのためには、輸入許可を栽培免許と切り離すことは適当ではなく、大麻草の栽培の免許付与と発芽可能な種子の流通管理を一元的に行う必要がある。

⑦　そこで、大麻草の種子の輸入については、大麻草の栽培規制と密接に関連するものとして、大麻草規制法で規定することとしている。

**2**　「輸入」とは、外国から本邦に到着した貨物又は輸出の許可を受けた貨物を本邦に（保税地域を経由するものについては、保税地域を経て本邦に）引き取ることをいう。〈関税法第2条第1項第1号〉

　　※「保税」とは、関税の徴収が留保されている状態であること

　　※「保税地域」とは、外国から本邦に到着した貨物であって、税関の輸入の許可が未済のものについて、関税を留保したまま置いておくことのできる場所のこと

**3**　本規定に違反して但書の許可を受けないで発芽不能未処理種子を輸入した者は、3年以下の拘禁刑もしくは50万円以下の罰金に処し、又はこれを併科する。〈法第24条の6第5号〉

　　この罪に係る大麻草の種子で、犯人が所有し、又は所持するものは、没収する。ただし、犯人以外の所有に係るときは、没収しないことができる。〈法第24条の7第1項〉

　　また、法人の代表者又は法人もしくは人の代理人その他の従業者が、その法人又は人の業務に関して、法第24条の6第5号の罪を犯したときは、いわゆる両罰規定の対象となっており、行為者を罰するほか、その法人又は人には50万円以下の罰金刑を科する。〈法第27条〉

＜但書＞

**4**　「厚生労働大臣の許可」とあるが、これについて次のように整理することができる。

①　大麻草の発芽可能な種子の輸入として、以下の場合が主に想定される。

　㈠　第一種採取栽培者が、低濃度のTHC類が含まれる大麻草に係る栽培可能な種子を輸入する場合

　㈡　第二種採取栽培者が、高濃度のTHC類が含まれる大麻草に係る栽培可能な種子を輸入する場合

②　このような種子の輸入にあたっては、第二種採取栽培者の免許権限を有する厚生労働大臣の許可を要することとしているが、以下の理由によるものである。

　㈠　第二種採取栽培者が輸入することになる種子については、とりわけ国内で不正に栽培されるおそれが大きいため

　㈡　我が国に輸入される大麻草の種子全体（発芽不能な種子を含む）について、国が一元的に把握するため

**5**　発芽不能未処理種子の輸入の許可を得ようとする大麻草栽培者は、申請書及び免許証の写しを、地方厚生局長に提出しなければならない。〈則第14条の4第1項〉

　　※「申請書」とは、別記第7号様式による申請書をいう。

**6**　発芽不能未処理種子の輸入の許可を得ようとする大麻草栽培者以外の者は、申請書を、地方厚生局長に提出しなければならない。〈則第14条の4第1項括弧書〉

第4章　大麻草の種子の取扱い（第18条—第21条の3）

※「申請書」とは、別記第8号様式による申請書をいう。

**7**　発芽不能未処理種子の輸入について、次のように示されている。〈R7/1/10医薬発0110第1号〉

(1) 大麻草栽培者が輸入する場合（法第19条第1項第1号）

① 輸入許可の申請

　　大麻草栽培者から、発芽不能未処理種子の輸入港を管轄する麻薬取締部へ、大麻草発芽不能未処理種子輸入許可申請書を提出させること

　　※「麻薬取締部」とは、地方厚生（支）局麻薬取締部（支所）をいう。

② 輸入許可書の交付

　　①の提出を受けた麻薬取締部は、提出書類を審査の上、大麻草栽培者に対し、当該申請に係る大麻草発芽不能未処理種子輸入許可書を交付すること

③ 輸入完了の報告

　　発芽不能未処理種子を輸入した大麻草栽培者から、輸入完了報告書を提出させること

④ 許可書（写し）の送付

　　麻薬取締部は、②により、大麻草栽培者に交付した大麻草発芽不能未処理種子輸入許可書の写しを厚生労働省医薬局監視指導・麻薬対策課に送付すること

(2) 発芽不能未処理種子を輸入後、発芽不能処理をする場合（同項第2号）

① 輸入許可の申請

　　発芽不能未処理種子を輸入後、発芽不能処理をする場合、輸入者から大麻草発芽不能未処理種子の輸入港を管轄する麻薬取締部へ、大麻草発芽不能未処理種子輸入許可申請書を提出させること

② 輸入許可書の交付

　　①の提出を受けた麻薬取締部は、提出書類を審査の上、輸入者に対し、当該申請に係る大麻草発芽不能未処理種子輸入許可書を交付すること

③ 輸入完了の報告

　　発芽不能未処理種子を輸入した輸入者から、輸入完了報告書を提出させること

④ 発芽不能処理の実施

　　輸入者に対し、発芽不能未処理種子を輸入した日から3月以内に、業者による熱処理又は燻蒸による発芽不能処理をさせること。

⑤ 処理完了報告と証明願の提出

　　輸入者に対し、国内において熱処理又は燻蒸による発芽不能処理が完了した場合は、当該種子を処理した業者が作成した熱処理等の処理完了報告書と併せて、証明願を提出させること

⑥ 通関後不能処理証明書の交付

　　⑤の提出を受けた麻薬取締部は、種子の一部を採取し、当該種子が発芽しないことを確認後、通関後不能処理証明書を交付すること

⑦ 許可書（写）及び証明書（写）の提出

105

麻薬取締部は、②及び⑥により、輸入者に交付した大麻草発芽不能未処理種子輸入許可書及び通関後不能処理証明書の写しを厚生労働省医薬局監視指導・麻薬対策課に送付すること


■第19条第2項■

前項ただし書の許可(同項第二号に係るものに限る。次項において同じ。)を受けた者は、発芽不能未処理種子を輸入した日から三月以内に、同号に規定する方法による処理をしなければならない。

### 趣 旨

本規定は、発芽不能未処理種子の輸入の許可を受けた者(大麻草栽培者を除く)に対し、3月以内に発芽不能処理を行うことを義務づけたものである。

### 解 説

1 「三月以内」とは、大麻草の種子の発芽不能処理を行う標準的な処理期間を定めたものである。3月を超えて発芽不能処理を行わなかった場合は、発芽不能処理を行う意思がないものと判断されることになる。

2 発芽不能未処理種子の処理をした者は、その旨を地方厚生局長に報告しなければならない。〈則第14条の4第2項〉

3 本規定に違反した者は、3年以下の拘禁刑もしくは50万円以下の罰金に処し、又はこれを併科する。〈法第24条の6第5号〉

この罪に係る大麻草の種子で、犯人が所有し、又は所持するものは、没収する。ただし、犯人以外の所有に係るときは、没収しないことができる。〈法第24条の7第1項〉

また、法人の代表者又は法人もしくは人の代理人その他の従業者が、その法人又は人の業務に関して、法第24条の6第5号の罪を犯したときは、いわゆる両罰規定の対象となっており、行為者を罰するほか、その法人又は人には50万円以下の罰金刑を科する。〈法第27条〉

第4章　大麻草の種子の取扱い(第18条—第21条の3)

## ■第１９条第３項■

厚生労働大臣は、第一項ただし書の許可を受けようとする者が前項の規定に違反して刑に処せられ、その刑の執行を終わり、又は執行を受けることがなくなつた日から三年を経過していないときは、当該許可をしないことができる。

### 趣 旨

本規定は、発芽不能未処理種子の輸入の許可を受けようとする者が、発芽不能処理義務に違反して３年を経過していないときは、当該許可をしないことができる旨を定めたものである。

### 解 説

1　発芽不能処理義務(法第19条第2項)に違反した者が再度の許可申請をしてきた場合、同様の違反を繰り返す蓋然性があることから、厚生労働大臣の裁量により許可をしないことを法令上明示しておくため、本規定が設けられている。

2　「刑に処せられ」とは、刑の判決が確定した場合をいい、執行猶予となったときも含まれる。一方、公判中の者又は控訴もしくは上告中の者は除外される。

3　「執行を終わり」とは、刑の執行が完了したときをいう。刑の執行猶予中又は仮出獄等の場合は、刑の執行が終わったことにはならない。

⇒　刑の執行猶予の言い渡しを取り消されることなく猶予の期間を経過した者は、刑の言い渡し自体が効力を失うので、本規定の不許可の基準に該当しない。

4　「執行を受けることがなくなつた」とは、時効、大赦等により刑の執行が免除されたときをいう。

# 第二十条

〔令五法八四・全改〕

第十八条に規定する方法による処理をした大麻草の種子は、厚生労働省令で定めるところ[4]により、厚生労働大臣から当該処理がされた大麻草の種子である旨の証明書の交付を受けた[3]者でなければ、これを輸入してはならない。[5]

## 趣 旨

本規定は、発芽不能処理がされた種子である旨の証明書の交付を受けた者でない限り、当該種子を輸入することは禁止される旨を定めたものである。

## 解 説

1 本条に係る令和5年の法改正について、次のように整理することができる。

① 大麻取締法においては、「厚生労働大臣は、法令の規定により国庫に帰属した大麻について必要な処分をすることができる」という、国庫に帰属した大麻の処分規定が本条に設けられていた。

② 令和5年の麻向法改正において大麻を麻薬として扱うことにしたため、①の「国庫に帰属した大麻の処分」は、麻向法における「国庫に帰属した麻薬の処分(同法第60条)」に委ねることとされ、本条が「発芽不能種子の輸入」に関する規定に置き換えられた。

2 発芽不能処理がなされていない種子の輸入と証明書の交付について、次のように整理することができる。

① 従前、発芽不能処理がなされていない大麻草の種子について、やみを得ない事情があるときは、㈠麻薬取締官の立合いの下で発芽不能処理を行うことを誓約させ、㈡地方厚生局麻薬取締部が発行する証明書の交付を受けて条件付きで通関させ、㈢地方厚生局麻薬取締部が立ち会って発芽不能処理が行われたことを確認することにより、国内流通させていた。

② これには、海外において発芽不能処理を行うよりも、国内で発芽不能処理を行った方が当該処理の実施が確実に担保されるため、国内処理の方が望ましいという側面もある。なお、海外処理のものについては、本当に発芽不能になっているかどうかを麻薬取締部で抽出検査が行われている。

③ 令和5年の法改正において、栽培に供する大麻草の種子の需要の拡大が見込まれるため、発芽不能処理がされた種子の輸入に関する手続きを明確にする観点から、同年の法改正により法第20条が設けられている。

3 「証明書」とあるが、これは、発芽不能処理がなされた種子であることを担保し、かつ、事後において確認できるようにするためのものである。

4 発芽不能処理(法第18条)をした大麻草の種子である旨の証明書の交付を受けようとする者は、申請書に当該処理をした大麻草の種子であることを証する書類を添えて、地方厚生局長に提出しなければならない。〈則第10条の5〉

※「申請書」とは、別記第9号様式による申請書をいう。

第4章　大麻草の種子の取扱い（第18条—第21条の3）

**5**　本規定に違反した者は、20万円以下の罰金に処する。〈法第26条第2号〉

　また、法人の代表者又は法人もしくは人の代理人その他の従業者が、その法人又は人の業務に関して、この罪を犯したときは、いわゆる両罰規定の対象となっており、行為者を罰するほか、その法人又は人には20万円以下の罰金刑を科する。〈法第27条〉

## 第二十一条

（令五法八四・全改）

　　厚生労働大臣は、法令の規定により国庫に帰属した大麻草の種子$^2$について必要な処分$^3$をすることができる。

### 趣旨

　　本規定は、厚生労働大臣は、国庫に帰属した大麻草の種子を処分することができる旨を定めたものである。

### 解説

**1**　「国庫」とは、国を財産権の主体としてとらえた場合に用いられる呼称である。国庫には、現金(国庫金)のほか、有価証券、不動産、物品等の財産が属している。

**2**　「大麻草の種子」とあるように、本規定は大麻を対象としていない。これは、令和5年の麻向法改正において大麻を麻薬として扱うことにしたため、麻向法における「厚生労働大臣は、法令の規定により国庫に帰属した麻薬又は向精神薬について必要な処分をすることができる(同法第60条)」とする規定が適用されるためである。

**3**　「必要な処分」とは、国庫に帰属した大麻草の種子を学術研究等の有用な用途に充てたり、廃棄したりすることをいう。

第4章　大麻草の種子の取扱い（第18条—第21条の3）

# 第二十一条の二

〈令五法八四・追加〉

■第21条の2第1項■

厚生労働大臣は、この法律の規定にかかわらず、大麻草に関する犯罪鑑識の用に供する目的で大麻草の種子を輸入し、又は譲り受けることができる。

**趣旨**

本規定は、厚生労働大臣は、犯罪鑑識の用に供する目的であれば、大麻草の種子を輸入し、又は譲り受けることができる旨を定めたものである。

**解説**

1　「犯罪鑑識」とは、科学的知識及び医学、化学等の技術を応用し、又は組織的に収集した資料を活用して犯人を発見し、犯罪を証明する活動をいう。

2　「大麻草の種子」とあるように、本規定は大麻を対象としていない。これは、令和5年の麻向法改正において大麻を麻薬として扱うことにしたことから、麻向法における「厚生労働大臣は、麻薬又は向精神薬に関する犯罪鑑識の用に供する麻薬又は向精神薬を輸入し、製造し、又は譲り受けることができる(同法第60条の2第1項)」とする規定が適用されるためである。

■第21条の2第2項■

厚生労働大臣は、前項の規定により輸入し、又は譲り受けた大麻草の種子を、大麻草に関する犯罪鑑識を行う国又は都道府県の機関に交付するものとする。

**趣旨**

本規定は、厚生労働大臣は、犯罪鑑識の用に供する目的で輸入し、又は譲り受けた大麻草の種子を、犯罪鑑識を行う機関に交付する旨を定めたものである。

**解説**

1　「大麻草の種子」とあるように、本規定は大麻を対象としていない。これは、令和5年の麻向法改正において大麻を麻薬として扱うことにしたことから、麻向法における「厚生労働大臣は、犯罪鑑識の用に供する目的で、輸入し、製造し、又は譲り受けた麻薬又は向精神薬を、麻薬又は向精神薬に関する犯罪鑑識を行う国又は都道府県の機関に交付するものとする(同法第60条の2第2項)」とする規定が適用されるためである。

111

■第21条の2第3項■

前項の機関に勤務する職員は、当該機関が同項の規定により厚生労働大臣から交付を受けた大麻草の種子を、大麻草に関する犯罪鑑識のため、使用し、又は栽培することができる。

**趣旨**

本規定は、犯罪鑑識を行う機関に勤務する職員は、厚生労働大臣から交付を受けた大麻草の種子を使用し、又は栽培することができる旨を定めたものである。

**解説**

1　「大麻草の種子」とあるように、本規定は大麻を対象としていない。これは、令和5年の麻向法改正において大麻を麻薬として扱うことにしたことから、麻向法における「犯罪鑑識を行う国又は都道府県の機関に勤務する職員は、当該機関が厚生労働大臣から交付を受けた麻薬を、麻薬に関する犯罪鑑識のため、使用し、又は所持することができる（同法第60条の2第3項）」とする規定が適用されるためである。


■第21条の2第4項■

第二項の規定により厚生労働大臣から大麻草の種子の交付を受けた機関の長は、帳簿を備え、これに、大麻草に関する犯罪鑑識のため使用した大麻草の種子の品名及び数量並びにその年月日その他厚生労働省令で定める事項を記載しなければならない。

**趣旨**

本規定は、犯罪鑑識を行う機関の長に対し、帳簿に大麻草の種子に関する事項を記載することを義務づけるとともに、帳簿記載事項を明示したものである。

**解説**

1　「大麻草の種子」とあるように、本規定は大麻を対象としていない。これは、令和5年の麻向法改正において大麻を麻薬として扱うことにしたことから、麻向法における「厚生労働大臣から麻薬又は向精神薬の交付を受けた機関の長は、帳簿を備え、これに、麻薬又は向精神薬に関する犯罪鑑識のため使用した麻薬又は向精神薬の品名及び数量並びにその年月日その他厚生労働省令で定める事項を記載しなければならない（同法第60条の2第4項）」とする規定が適用されるためである。

2　「厚生労働省令で定める事項」は、次に掲げる事項とする。〈則第10条の6〉

① 交付を受けた大麻草の種子の品名及び数量並びにその年月日

② 交付を受けた大麻草の種子につき、滅失その他の事故を生じたときは、当該事故に係る大麻草の種子の品名及び数量、その年月日その他事故の状況を明らかにするため必要な事項

第4章　大麻草の種子の取扱い（第18条—第21条の3）

# 第二十一条の三

〔令五法八四・追加〕

　　同一人が二以上の大麻草栽培者の免許を有する場合には、この法律中発芽不能未処理種子[2]の譲渡し及び譲受けに関する規定の適用については、その資格ごとに、それぞれ別個の者とみなす。

## 趣旨

　本規定は、同一人が複数の大麻草栽培者免許を有する場合には、発芽不能未処理種子の譲渡し及び譲受けに関する規定において、別個の者とみなす旨を定めたものである。

## 解説

**1**　本規定は、同一人が、第一種採取栽培者免許、第二種採取栽培者免許又は研究栽培者免許のうち、二つ以上を有する場合には、発芽不能未処理種子の譲渡し及び譲受けに関する規定の適用について、それぞれ別個の者とみなすこととしている。これについて次のように整理することができる。

(1) 譲渡し及び譲受けとは、それぞれ以下の行為をいう。

　① 譲渡しとは、ある物の所有権を有する者の意思をもって、その所有権を他の者に移転させることをいう。

　② 譲受けとは、ある物の所有権を有しようとする者の意思をもって、その所有権を他の者から移転させることをいう。

(2) 同一人が大麻草栽培者の免許Aと免許Bを有する場合において、発芽不能未処理種子を免許Aの管理下から免許Bの管理下に移転させようとしても、当該種子の譲渡しをすること、又は譲受けをすることはできない。なぜなら、免許Aの保持者と免許Bの保持者が同一人であるため、所有権の移転が成立しないためである。

(3) 大麻草規制法では、同一人が複数の大麻草栽培者免許を有することを拒否していないが、一方で、それぞれの免許者に対して、以下のような帳簿記載義務を課している。

　① 第一種採取栽培者は、その事務所に帳簿を備え、これに次に掲げる事項を記載しなければならない（法第10条第1項第1号、第2号）。

　　㈠ 採取し、譲り渡し、譲り受け、又は廃棄した大麻及び発芽不能未処理種子の品名及び数量並びにその年月日

　　㈡ 譲渡し又は譲受けの相手方の氏名又は名称及び住所

　② 第二種採取栽培者は、その事務所に帳簿を備え、これに次に掲げる事項を記載しなければならない（法第17条により準用する第10条第1項第1号、第2号）。

　　㈠ 採取し、譲渡し、譲受け、又は廃棄した大麻及び発芽不能未処理種子の品名及び数量並びにその年月日

　　㈡ 譲渡し又は譲受けの相手方の氏名又は名称及び住所

　③ 研究栽培者は、その事務所に帳簿を備え、これに次に掲げる事項を記載しなければならない。

113

㈠ 採取し、譲渡し、譲受け、又は廃棄した大麻及び発芽不能未処理種子の品名及び数量並びにその年月日

㈡ 譲渡し又は譲受けの相手方の氏名又は名称及び住所

⑷ さて、同一人が大麻草栽培者の免許Aと免許Bを有する場合において、発芽不能未処理種子を免許Aの管理下から免許Bの管理下に移転させようとしても、「譲渡し」にも、「譲受け」にも該当しないため、⑶①から③までに掲げる帳簿記載義務を達成できないことになる。

⑸ そこで、同一人が大麻草栽培者の免許Aと免許Bを有する場合において、発芽不能未処理種子を免許Aの管理下から免許Bの管理下に移転させた場合には、「譲渡し」及び「譲受け」が成立したものとみなし、発芽不能未処理種子の管理の適正を確保するため、法第21条の3が設けられている。

**2** 「発芽不能未処理種子」とあるように、本規定は大麻を対象としていない。これは、令和5年の麻向法改正において大麻を麻薬として扱うことにしたことから、麻向法における「同一人が二以上の麻薬営業者又は大麻草栽培者の免許を有する場合等には、この法律中麻薬の譲渡し及び譲受けに関する規定の適用については、その資格ごとに、それぞれ別個の者とみなす(同法第62条第1項前段)」とする規定が適用されるためである。

# 第五章　雑則

## 第二十二条

（昭二八法一五・全改、令五法八四・一部改正）

> 　都道府県は、この法律に基づき都道府県知事が行う免許その他大麻草の栽培の規制に必要な費用を支弁しなければならない。

### 趣　旨

　本規定は、都道府県に対し、都道府県知事が行う大麻草の栽培免許や栽培規制に必要な費用を支弁することを義務づけたものである。

### 解　説

1　本条に係る令和5年の法改正について、次のように整理することができる。
　① 大麻取締法においては、「都道府県は、この法律に基き都道府県知事が行う免許その他大麻取締に要する費用を支弁しなければならない」と規定されていた。
　② 令和5年の麻向法改正において大麻を麻薬として扱うことにしたため、大麻の取締りについては麻向法に委ねることとし、主として大麻草栽培の適正を図るための規制のみが本条に残置されたことから、「麻取締に要する費用」が、「大麻草の栽培の規制に必要な費用」という文言に改められた。
2　「支弁」とは、金銭を支払い、当該費用に充てることをいう。

# 第二十二条の二

（平二法三三・追加）

### ■第22条の2第1項■

> この法律に規定する免許又は許可には、条件を付し、及びこれを変更することができる。

## 趣 旨

本規定は、免許又は許可には、条件を付し、一度付した条件を変更することができる旨を定めたものである。

## 解 説

1　免許又は許可の内容となる事項は、それぞれに異なるものであることを考慮し、免許又は許可を行うにあたって、条件を付すことにより個々に適切な措置を講じることができるようにするため、本規定が設けられている。

2　「この法律に規定する免許」として、次に掲げるものがある。

①　第一種採取栽培者の免許(法第5条第1項)

②　第二種採取栽培者の免許(法第13条第1項)

③　研究栽培者の免許(法第13条第1項)

3　「この法律に規定する(略)許可」として、次に掲げるものがある。

①　大麻の栽培地外への持ち出しの許可(法第11条但書、第17条第1項及び第2項)

②　大麻草の加工の許可(法第12条の4第1項、第17条第1項)

③　大麻草の発芽不能未処理種子の輸入の許可(法第19条第1項)

4　「条件」とは、行政行為の付款、すなわち行政行為の効果を制限するために意思表示の主たる内容に付加される従たる意思表示をいう。

第5章　雑則（第22条—第23条）

### ■第22条の2第2項■

前項の条件は、大麻の濫用による保健衛生上の危害の発生を防止するため必要な最小限度のものに限り、かつ、免許又は許可を受ける者に対し不当な義務を課することとならないものでなければならない。

### 趣　旨

本規定は、免許又は許可に付される条件は、必要最小限度のものであって、不当な義務を課すものであってはならない旨を定めたものである。

### 解　説

1　「保健衛生上の危害の発生を防止するため」とあるように、例えば、大麻の需給調整のため、加工設備の稼働制限に関する条件を付すことはできない。

2　「不当な義務」として、以下のようなものが該当すると考えられる。

①　その免許又は許可を受けることにより得られる利益に比して過大な費用を要するもの

②　常識的にみて実現不可能と思われるもの

117

## 第二十二条の三

（令五法八四・追加）

■第２２条の３第１項■

> 　厚生労働大臣又は都道府県知事は、この法律の施行のため特に必要があると認めるとき
> は、大麻草栽培者その他の関係者から必要な報告を求め、又は麻薬取締官若しくは麻薬取
> 締員その他の職員に、栽培地、倉庫、研究室その他大麻、大麻草の種子若しくは麻薬に関
> 係ある場所に立ち入り、業務の状況若しくは帳簿書類その他の物件を検査させ、若しくは
> 試験のため必要な最小分量に限り大麻、大麻草の種子若しくは麻薬を無償で収去させるこ
> とができる。

### 趣 旨

　本規定は、厚生労働大臣又は都道府県知事は、大麻草栽培者等に必要な報告をさせ、麻
薬取締官等に立入検査等又は収去させることができる旨を定めたものである。

### 解 説

**1**　本条に係る令和５年の法改正について、次のように整理することができる。

① 大麻取締法においては、「犯罪鑑識用の大麻は、この法律の規定にかかわらず、厚生
　労働大臣が輸入、交付等できるほか、犯罪鑑識機関に勤務する職員が、厚生労働大臣
　から交付を受けた大麻を、大麻に関する犯罪鑑識のため、使用し、又は所持すること
　ができる」という、犯罪鑑識用大麻に関する適用除外規定が本条に設けられていた。

② 令和５年の麻向法改正において大麻を麻薬として扱うことにしたため、①の「犯罪鑑
　識の用に供する大麻」は、麻向法における「犯罪鑑識用麻薬等に関する適用除外(同法
　第60条の2)」に委ねることとされ、併せて、法第22条の３が「大麻草栽培者等への
　立入検査等又は収去」に関する規定に置き換えられた。

④ なお、大麻草規制法第21条の２には、「犯罪鑑識の用に供する大麻草の種子」に関
　する規定が設けられている。

**2**　「厚生労働大臣又は都道府県知事」とあるが、これは、厚生労働大臣と都道府県知事
に対して重畳的な権限の行使を認めたものである。

　立入検査等の権限は、本来、それぞれの免許権者又は許可権者が行使すべきものとい
えるが、保健衛生上の危害の発生を防止するためには迅速な対処が必要であることから、
例えば、厚生労働大臣に処分権がある場合であっても、都道府県が自らの判断で立入検
査等を行うことができる仕組みとしている。

**3**　「特に必要があると認めるとき」とあるように、報告徴収及び立入検査等の権限は、
むやみに行使されるべきではなく、あくまで大麻草規制法の施行のため特に必要がある
場合に限定される。

**4**　「関係者」として、例えば、大麻草栽培者の使用人や取引先が該当する。

**5**　「麻薬取締官」は、麻薬取締や薬物犯罪の捜査等の任にあたる厚生労働省の職員で、
厚生労働大臣の指揮監督を受け、①麻向法、大麻草規制法、あへん法、覚醒剤取締法又

は麻薬特例法に違反する罪、②薬機法に違反する罪、③刑法第2編第14章に定める罪、④麻薬、あへん又は覚醒剤の中毒により犯された罪について、刑事訴訟法の規定による司法警察員として職務を行う。〈麻向法第54条第5項〉

　　※「麻薬特例法」とは、国際的な協力の下に規制薬物に係る不正行為を助長する行為等の防止を図るための麻薬及び向精神薬取締法等の特例等に関する法律（平成3年法律第94号）の略称

6　　「麻薬取締員」は、麻薬取締や薬物犯罪の捜査等の任にあたる都道府県の職員で、都道府県知事の指揮監督を受け、麻薬取締官と同様の職務を行う。〈麻向法第54条第5項〉

7　　「立ち入り」とあるが、立入先の同意は必要としない。

8　　「麻薬」とは、大麻草の加工の過程において製造された以下の物をいう。〈法第10条第1項第3号〉

　①　デルタ九テトラヒドロカンナビノール及びその塩類

　②　デルタ八テトラヒドロカンナビノール及びその塩類

9　　「無償」と明記されているとおり、収去に伴い補償を行う必要はない。

10　　「収去」とは、行政処分の一つで、ある物をある場所から強制的に取り去ることをいう。このように収去は所有権の剥奪を意味し、財産権の不可侵性（憲法第29条第1項）を定めた憲法条文に抵触することも考えられるが、「試験のため必要な最小分量に限り」と明記されているとおり、その分量については極度の制限が設けられているため、「財産権は公共の福祉により制限されうる（憲法第29条第2項）」とする憲法条文に沿うものとみなされる。

11　　麻薬取締官又は麻薬取締員その他の職員が大麻、大麻草の種子又は麻薬を収去しようとするときは、収去証を交付しなければならない。〈則第11条〉

　　※「収去証」とは、別記第10号様式による収去証をいう。

12　　本規定の立入検査又は収去を拒み、妨げ、又は忌避した者は、20万円以下の罰金に処する。〈法第26条第3号〉

　　また、法人の代表者又は法人もしくは人の代理人その他の従業者が、その法人又は人の業務に関して、この罪を犯したときは、いわゆる両罰規定の対象となっており、行為者を罰するほか、その法人又は人には20万円以下の罰金刑を科する。〈法第27条〉

## ■第22条の3第2項■

> 麻薬取締官又は麻薬取締員その他の職員が前項の規定により立入検査又は収去をする場合には、その身分を証明する証票[2][3]を携帯し、関係人の請求があるときは、これを提示しなければならない。

### 趣 旨

本規定は、麻薬取締官又は麻薬取締員等に対し、立入検査又は収去をする場合には、身分の証票を携帯し、関係人の請求があるときは提示することを義務づけたものである。

### 解 説

1 麻薬取締官又は麻薬取締員等の事務は、栽培地や倉庫等への立ち入り及び収去という強制手段を用いるものであることから、その手続の適正を確保するため、本規定が設けられている。

2 「証票」とは、ある事柄を証明するための紙又は札をいう。

3 携帯すべき身分を示す証票は、別記第11号様式によるものとする。〈則第12条〉

第5章　雑則（第22条—第23条）

### ■第２２条の３第３項■

> 第一項に規定する権限<sup>2</sup>は、犯罪捜査のために認められたものと解してはならない<sup>3</sup>。

**趣旨**

　　本規定は、麻薬取締官又は麻薬取締員等に立入検査又は収去をさせることができるとした厚生労働大臣又は都道府県知事の権限は、大麻草規制法による規制の実効性を確保するためのものであって、犯罪捜査のために認められたものではないことを確認的に明らかにしたものである。

**解説**

**1**　憲法において、「何人も、その住居、書類及び所持品について、侵入、捜索及び押収を受けることのない権利は、現行犯として逮捕される場合を除いては、正当な理由に基づいて発せられ、且つ捜索する場所及び押収する物を明示する令状がなければ、侵されない(同法第35条第1項)」とし、また、「捜索又は押収は、権限を有する司法官憲が発する各別の令状により、これを行ふ(同条第2項)」としている。

　　これらの憲法条文は、住居侵入を伴う捜査は裁判所の令状に基づくものでなければならないという刑事手続に関する規定であり、行政手続に直接適用されるものではないと解釈されている。

**2**　「第一項に規定する権限」とは、立入先の同意もなく、裁判所の令状もなく、麻薬取締官又は麻薬取締員等に栽培地や倉庫等に立ち入らせ、又は大麻等の物品を収去させる権限である。

**3**　「解してはならない」とは、法第22条の3第1項の立入検査等は、大麻草規制法の法令遵守又は保健衛生上の見地からに行われるものであって、犯罪捜査のためのものではないことを入念に確認したものである。

# 第二十二条の四

（平一一法八七・追加、令五法八四・旧第二十二条の四繰上・旧第二十二条の三繰下・一部改正）

> 　第九条(第三号から第五号までに係る部分に限る。)、第十一条から第十二条の二まで、第十二条の八第三項及び前条第一項の規定により都道府県が処理することとされている事務は、地方自治法(昭和二十二年法律第六十七号)第二条第九項第一号に規定する第一号法定受託事務とする。

### 趣　旨

　本規定は、都道府県が処理する第一号法定受託事務の範囲を定めたものである。

### 解　説

1　国が行うべき事務の一部については、従前、機関委任事務として都道府県に事務執行が委ねられていたが、「地方分権の推進を図るための関係法律の整備等に関する法律(平成 11 年法律第 87 号)」により、機関委任事務が廃止されるとともに、法定受託事務と自治事務の区分けがなされた。そこで、法定受託事務の範囲を明確にするため、平成 11 年の法改正により本規定が新設された。

⇒　上記の「機関委任事務」とは、法令に基いて国から委任され、都道府県知事等が国の機関として処理する事務をいう。

⇒　上記の「法定受託事務」とは、次に掲げる事務をいう。〈地方自治法第 2 条第 9 項〉

① 第一号法定受託事務　―　法律又はこれに基づく政令により都道府県、市町村又は特別区が処理することとされる事務のうち、国が本来果たすべき役割に係るものであって、国においてその適正な処理を特に確保する必要があるものとして法律又はこれに基づく政令に特に定めるもの

② 第二号法定受託事務　―　法律又はこれに基づく政令により市町村又は特別区が処理することとされる事務のうち、都道府県が本来果たすべき役割に係るものであって、都道府県においてその適正な処理を特に確保する必要があるものとして法律又はこれに基づく政令に特に定めるもの

⇒　上記の「自治事務」とは、地方公共団体が処理する事務のうち、法定受託事務以外のものをいう。〈地方自治法第 2 条第 8 項〉

2　都道府県が処理する第一号法定受託事務は、次のとおりである。

① 第一種採取栽培者による大麻及び発芽不能未処理種子に関する報告に係る事務(法第 9 条)

② 第一種採取栽培者による大麻の持出し許可に係る事務(法第 11 条)

③ 第一種採取栽培者による大麻の廃棄の届出に係る事務(法第 12 条)

④ 第一種採取栽培者による大麻、発芽不能未処理種子又は麻薬の滅失等事故の届出に係る事務(法第 12 条の 2)

⑤ 第一種採取栽培者の免許期間満了者等による大麻又は発芽不能未処理種子の譲渡の届出に係る事務(法第 12 条の 8 第 3 項)

⑥ 大麻草栽培者等からの報告徴収に係る事務(法第 22 条の 3 第 1 項)

第5章　雑則(第22条―第23条)

　　⑦　大麻草栽培者等への立入検査等又は収去に係る事務(法第22条の3第1項)

**3**　解説2の①の第一号法定受託事務について、次のように整理することができる。

　①　第一種採取栽培者(免許の有効期間が満了した者を含む)に対して、以下の事項について、都道府県知事への報告が義務づけられている。

　　㈠　大麻草の作付面積

　　㈡　当該年中に採取した大麻草の繊維の数量

　　㈢　当該年の初めに所持した大麻及び発芽不能未処理種子の品名及び数量

　　㈣　当該年中に採取し、又は譲り受けた大麻及び発芽不能未処理種子の品名及び数量

　　㈤　当該年の末日に所持した大麻及び発芽不能未処理種子の品名及び数量

　　㈥　その他厚生労働省令で定める事項

　②　一方、麻向法における麻薬小売業者等の年間届出の受理に係る事務については、同法において第一号法定受託事務と整理されている。

　③　令和5年の麻向法改正において大麻を麻薬として扱うことにしたため、②と平仄を揃える必要がある。そこで、①の事項のうち、大麻に関するものとして、①㈢から㈤までの事項の報告の受理に係る事務については、第一号法定受託事務と整理された。

　④　なお、①㈠については作付面積であること、㈡については大麻の定義から除かれる「成熟した茎」を加工して得られる繊維であることを踏まえ、これらの事項の報告の受理に係る事務については、免許事務から派生する事務と捉えて、第一号法定受託事務ではなく、自治事務と整理されている。

**4**　解説2の③の第一号法定受託事務について、次のように整理することができる。

　①　第一種採取栽培者に対して、大麻を廃棄しようとするときは、都道府県知事への届出が義務づけられる。

　②　麻薬である大麻の廃棄状況の確認は、麻薬の流通監視の観点から、本来国が果たすべき役割であるため、①の届出に係る事務については、第一号法定受託事務と整理されている。

**5**　解説2の④の第一号法定受託事務について、次のように整理することができる。

　①　第一種採取栽培者に対して、その所有する大麻等の滅失、盗取、所在不明その他の事故が生じたときは、都道府県知事への届出が義務づけられている。

　②　また、都道府県知事に対して、①の届出を受けたときは、厚生労働大臣への報告が義務づけられる。

　③　①の事故が生じたときの状況の確認は、大麻の不正流通防止の観点から、本来国が果たすべき役割であるため、当該事故の届出及びこれに伴う報告に係る事務については、第一号法定受託事務と整理されている。

**6**　解説2の⑤の第一号法定受託事務について、次のように整理することができる。

　①　第一種採取栽培者免許の効力が失われた等の場合、当該者等に対して、その所有又は管理する大麻等の譲渡について、都道府県知事への届出が義務づけられている。

　②　麻薬である大麻の流通状況の確認は、本来国が果たすべき役割であるため、①の届出に係る事務については、第一号法定受託事務と整理されている。

## 第二十二条の五

（平一一法一六〇・追加、令五法八四・旧第二十二条の五繰上・旧第二十二条の四繰下）

### ■第22条の5第1項■

> この法律に規定する厚生労働大臣の権限は、厚生労働省令で定めるところにより、地方厚生局長に委任することができる。

### 趣 旨

本規定は、厚生労働大臣の権限は、省令で、地方厚生局長に委任することができる旨を定めたものである。

### 解 説

1 法令に特別の規定がない限り法令上の権限を委任することはできないが、「中央省庁等改革関係法施行法（平成11年法律第160号）」において厚生労働省の地方支分部局として地方厚生局が置かれたことに伴い、平成11年の法改正により本規定が新設された。

2 「権限」の「委任」とは、行政庁が法令上定められた自己の権限を他の行政庁に移譲することをいい、主として下級の行政庁に対して行われる。これは、代理権の授与ではなく、職権の授与であるため、権限の委任を受けた行政庁はその権限に属する事務を自己の職権として行うことになる。

3 「地方厚生局」の管轄区域は、次表のとおりである。

| 北海道厚生局 | 北海道 |
|---|---|
| 東北厚生局 | 青森県、岩手県、宮城県、秋田県、山形県、福島県 |
| 関東信越厚生局 | 茨城県、栃木県、群馬県、埼玉県、千葉県、東京都、神奈川県、新潟県、山梨県、長野県 |
| 東海北陸厚生局 | 富山県、石川県、岐阜県、静岡県、愛知県、三重県 |
| 近畿厚生局 | 福井県、滋賀県、京都府、大阪府、兵庫県、奈良県、和歌山県 |
| 中国四国厚生局 | 鳥取県、島根県、岡山県、広島県、山口県、徳島県、香川県、愛媛県、高知県 |
| 九州厚生局 | 福岡県、佐賀県、長崎県、熊本県、大分県、宮崎県、鹿児島県、沖縄県 |

4 次に掲げる厚生労働大臣の権限は、地方厚生局長に委任する。ただし、厚生労働大臣が⑯に掲げる権限を自ら行うことを妨げない。〈委任省令1〉

① 研究栽培者名簿の登録事項に変更を生じた旨の届出を受理する権限（法第13条第2項により準用する第6条第3項）

② 大麻草研究栽培の免許証に係る権限（法第13条第2項により準用する第7条）

③ 研究栽培者による大麻の持ち出しを許可する権限（法第17条第2項により準用する第11条）

④ 研究栽培者による、㈠栽培地での大麻の廃棄の届出を受理する権限(法第17条第2項により準用する第12条第1項)、㈡栽培地外での大麻の廃棄の届出を受理する権限(同条第2項)

⑤ 研究栽培者による大麻及び発芽不能未処理種子の滅失等の届出を受理する権限(法第17条第2項により準用する第12条の2第1項)

⑥ 第一種採取栽培者による大麻草の加工の許可に係る権限(法第12条の4)

⑦ 法令違反に基づく研究栽培者免許の取消し等に係る権限(法第17条第2項により準用する第12条の6第1項、第2項)

⑧ 第一種採取栽培者による大麻草の加工の許可の取消し、大麻の加工の中止命令を行う権限(法第12条の6第3項)

⑨ 研究栽培者免許の取消しを受けようとする者の届出に基づく免許の取消し等に係る権限(法第17条第2項により準用する第12条の7)

⑩ 免許期間満了者等による大麻又は発芽不能未処理種子の譲渡の届出を受理する権限(法第17条第2項により準用する第12条の8第3項)

⑪ 研究栽培者免許に係る権限(法第13条)

⑫ 研究栽培者による大麻草の栽培に関する報告に係る権限(法第15条)

⑬ 研究栽培者について、㈠法令違反に基づく免許の取消し、㈡大麻草の栽培中止命令、㈢研究栽培者免許の取消しを受けようとする者の届出に基づく免許の取消し、㈣死亡等の届出、㈤免許の有効期間の満了を都道府県知事に通知する権限(法第17条第3項)

⑭ 発芽不能未処理種子の輸入の許可に係る権限(法第19条)

⑮ 発芽不能処理がされた種子である旨の証明書を交付する権限(法第20条)

⑯ 報告徴収及び立入検査等の権限(法第22条の3第1項)

■第２２条の５第２項■

> 前項の規定により地方厚生局長に委任された権限は、厚生労働省令で定めるところにより、地方厚生支局長又は地方麻薬取締支所の長に委任することができる。

### 趣 旨

本規定は、地方厚生局長に委任された権限は、省令で、地方厚生支局長に委任することができる旨を定めたものである。

### 解 説

1 「中央省庁等改革関係法施行法(平成 11 年法律第 160 号)」において地方厚生支局が置かれたことに伴い、平成 11 年の法改正により本規定が新設された。

2 「地方厚生支局」の管轄区域は、次表のとおりである。

| 四国厚生支局 | 徳島県、香川県、愛媛県、高知県 |
|---|---|

3 「地方麻薬取締支所」として、九州厚生局に沖縄麻薬取締支所が設置されている。

4 法第 22 条の 5 第 1 項の解説 4 の①から⑯までの権限は、地方厚生支局長に委任する。

〈委任省令 2〉

第5章　雑則(第22条—第23条)

## 第二十三条

(平一一法一六〇・一部改正)

この法律に定めるものを除き、この法律を施行するため必要な事項は、厚生労働省令でこれを定める。

**趣 旨**

本規定は、大麻草規制法を施行するため必要な事項については、省令で定める旨を明示したものである。

# 第六章　罰則

## 第二十四条

(昭三八法一〇八・全改、平二法三三・平三法九三・令五法八四・一部改正)

### ■第24条第1項■

大麻草をみだりに栽培した者は、一年以上十年以下の懲役に処する。

### 趣 旨

　本規定は、濫用等目的での大麻草の栽培は、1年以上10年以下の拘禁刑に処す対象となる旨を定めたものである。

### 解 説

**1**　本条は、大麻取締法において「大麻の輸出入の罪」について規定していたが、令和5年の麻向法改正において大麻を麻薬として扱うことにしたため、麻向法における「麻薬の輸出入等の罪(同法第65条)」に委ねることとし、「大麻草のみだりな栽培の罪」に置き換えられた。これについて次のように整理することができる。

① 麻薬成分を含有する植物である麻薬原料植物の栽培は、麻薬を新たに出現させる行為であり、麻薬の不正流通及び濫用の根源をなすものといえる。そのため、麻薬原料植物をみだりに栽培する罪については、麻薬に係る規制行為の中で最も重い刑罰を科すこととしている(麻向法第65条第1項第2号)。

② 麻向法では、大麻を麻薬としていることから、麻薬原料植物の栽培と同様、大麻草をみだりに栽培にする罪についても、最も重い刑罰を科すべきものといえる。

③ 大麻取締法(現：大麻草規制法)の制定時、我が国には、大麻の有害成分であるTHC濃度が低い大麻草しか自生しておらず、また、大麻の濫用実態もなかった。しかし、近年は、大麻草の品種改良が重ねられ、専ら濫用の用途に用いられるTHC濃度の高い大麻草が栽培されているという実態があるとともに、大麻事犯の検挙人員は増加の一途をたどっており、大麻草の栽培の多発化及び悪質化に対して厳正に対処すべき姿勢を示し、大麻草の栽培罪を抑止する必要がある。

　　※我が国に自生する大麻のTHC濃度が0.56～5.73%であるのに対し、押収した大麻のTHC濃度は平均11.2%(最大値22.6%)となっている。

④ ①から③までを踏まえ、大麻草の栽培罪については、麻薬原料植物の栽培罪(麻向法第65条)の法定刑と揃えたことから、「1年以上10年以下の拘禁刑(法第24条第1項)」となった。なお、営利目的の場合は、「1年以上の有期拘禁刑又は情状により500万円以下の罰金の併科(法第24条第2項)」としている。

**2**　「みだりに」とは、社会通念上、正当な理由があるとは認められないという意味で、国内における行為であれば、我が国の法律に違反することをいう。また、国外犯の関係でいえば、その行為が行われた外国においても当該外国の法律に違反するとともに、その行為が我が国で行われたとしたならば我が国の法律に違反することを意味している。

第6章　罰則（第24条—第28条）

つまり、我が国のみならず、外国においても違法性を有し、処罰可能なことを意味している。例えば、濫用の目的で大麻草を栽培することは、これに該当する。

**3**　「懲役」とあるが、令和4年の刑法改正（施行：令和7年6月1日）により、「懲役」と「禁錮」が廃止され、代わりに「拘禁刑」が新設された。したがって、大麻草規制法中の「懲役」「禁錮」という文言は、令和7年6月1日以降、「拘禁刑」と読み替える必要がある。これについて次のように整理することができる。

① 従前、懲役について、次のとおり定められていた（改正前の刑法第12条）。

　㈠ 懲役は、無期及び有期とし、有期懲役は、1月以上20年以下とする。

　㈡ 懲役は、刑事施設に拘置して所定の作業を行わせる。

② 従前、禁錮について、次のとおり定められていた（改正前の刑法第13条）。

　㈠ 禁錮は、無期及び有期とし、有期禁錮は、1月以上20年以下とする。

　㈡ 禁錮は、刑事施設に拘置する。

③ ①㈡と②㈡の比較から明らかなように、懲役と禁錮の違いは、刑務作業が必須の要件とされているか否かによるものと理解することができる。

④ さて、受刑者の適切な社会復帰等を促す観点からは、刑務作業に従事させるよりも、更生プログラムを受けさせたり、教科の学習をさせたり、あるいは疾病予防のトレーニング等の取り組みに専念させた方がよいこともあり得る。

⑤ しかし、この場合、懲役では刑務作業を必須の要件としていることが問題となる。そこで、令和4年の刑法改正において懲役及び禁錮を廃止し、これらを統合させた拘禁刑が新設された。

⑥ 拘禁刑については、次のとおり定められている（改正後の刑法第12条）。

　㈠ 拘禁刑は、無期及び有期とし、有期拘禁刑は、1月以上20年以下とする。

　㈡ 拘禁刑は、刑事施設に拘置する。

　㈢ 拘禁刑に処せられた者には、改善更生を図るため、必要な作業を行わせ、又は必要な指導を行うことができる。

⑦ ⑥㈠及び㈢から明らかなように、拘禁刑では刑務作業が必須ではなく、裁量のもとに行わせることができるようにしている。

⑧ なお、拘留については、従前より次のとおり定められている（刑法第16条）。

　㈠ 拘留は、1日以上30日未満とし、刑事施設に拘置する。

　㈡ 拘留に処せられた者には、改善更生を図るため、必要な作業を行わせ、又は必要な指導を行うことができる。

129

■第２４条第２項■

　営利の目的で前項の罪を犯したときは、当該罪を犯した者は、一年以上の有期懲役に処し、又は情状により一年以上の有期懲役及び五百万円以下の罰金に処する。

### 趣 旨

　本規定は、濫用等目的での大麻草の栽培が営利目的であるときは、1 年以上の有期拘禁刑(情状により 1 年以上の有期拘禁刑及び 500 万円以下の罰金)に処す対象となる旨を定めたものである。

### 解 説

**1**　「営利の目的」とは、自分が使用する目的ではなく、利益を得る目的である場合をいう。この場合、営利を目的としない場合よりも、さらに重い法定刑の対象となる。

**2**　「有期懲役」とあるが、令和 4 年の改正刑法の施行日(令和 7 年 6 月 1 日)以後は「有期拘禁刑」となる。【法第 24 条第 1 項の解説 3 参照】

⇒　「有期拘禁刑」とは、拘禁刑のうち、1 月以上 20 年以下の期限が設けられているものをいう。〈改正後の刑法第 12 条第 1 項〉

**3**　「情状」とは、量刑の決定等にあたって考慮される事情をいう。これには、①犯人の年齢、性格、経歴及び環境、②犯罪の動機、方法、結果及び社会的影響、③犯罪後における犯人の態度等が含まれる。

⇒　上記の「量刑」について、次のように整理することができる。

①　裁判官は、法律によって定められている法定刑、あるいは、これに法定の修正が行なわれた処断刑の範囲内で、具体的な刑を言い渡すが、これを、宣告刑という。

②　このように、被告人に対して宣告されるべき刑の内容を具体的に決定することを、刑の量定といい、量刑とも呼ばれる。

③　量刑は、法定刑又は処断刑の範囲内で、裁判官の自由裁量に任されているが、自由裁量といっても、裁判官の主観的な恣意を許すものではなく、合理性を持ったものでなければならないのはいうまでもない。

④　刑法改正準備草案において、「刑は、犯人の責任に応じて量定しなければならない。刑の適用においては、犯人の年齢、性格、経歴および環境、犯罪の動機、方法、結果および社会的影響ならびに犯罪後における犯人の態度を考慮し、犯罪の抑制および犯人の改善更生に役立つことを目的としなければならない(同草案第 47 条)」とされているとおりである。

⑤　なお、裁判の実際では、長い年月の間に、個々の具体的な事件についての科刑の積み重ねを経て、量刑についての慣行の尺度ともいうべきものができあがってきており、この量刑についての尺度は、上訴審における判断により維持され、あるいは是正が行なわれて、新たな量刑の慣行の尺度が形成されていくものといえる。

第6章　罰則（第24条—第28条）

■第２４条第３項■

前二項の未遂罪は、罰する。

### 趣 旨

　本規定は、①濫用等目的での大麻草栽培、②営利目的かつ濫用等目的での大麻草栽培の未遂の罪は、処罰の対象となる旨を定めたものである。

### 解 説

**1**　「未遂罪」とは、犯罪行為に着手したものの、遂行しきれなかった場合の罪をいう。

**2**　「未遂罪は、罰する」という規定がない限り、各罪の未遂行為を処罰することはできないと解される。〈刑法第44条〉

**3**　「罰する」とあるが、刑の量について次のように整理することができる。〈刑法第43条〉

① 犯罪の実行に着手してこれを遂げなかった者は、その刑を減軽することができる。

② 自己の意思により犯罪を中止したときは、その刑を減軽し、又は免除する。

# 第二十四条の二

（令五法八四・全改）

■**第２４条の２第１項**■

第十二条の三第一項の規定に違反した者は、七年以下の拘禁刑に処する。

**趣　旨**

　本規定は、第一種採取栽培者による濃度基準違反の種子等を使用した大麻草の栽培は、7 年以下の拘禁刑に処す対象となる旨を定めたものである。

**解　説**

**1**　本条は、大麻取締法において「大麻の所持、譲受け及び譲渡の罪」を規定していたが、令和 5 年の麻向法改正において大麻を麻薬として扱うことにしたため、麻向法における「麻薬の譲渡、譲受け及び所持等の罪(同法第 66 条)」に委ねることとし、「濃度基準違反の種子等による大麻草栽培の罪」に置き換えられた。

**2**　第一種採取栽培者における濃度基準違反の種子の使用に着目した刑罰が設けられている理由について、次のように整理することができる。

①　第一種採取栽培者は、大麻草由来製品を製造するにあたって、人体に有害な影響を及ぼす量の THC 類を当該製品に混入させてはならず、次のような制約下にある。

㈠　大麻草由来製品の製造過程で、THC 類を除去しなければならないこと

㈡　THC 類がほとんど含まれない品種の大麻草を利用すること

②　①に掲げる制約を確実なものとするため、法第 12 条の 3 第 1 項によって、第一種採取栽培者に対し、デルタ九テトラヒドロカンナビノールの含有量が濃度基準以下の品種の種子等を使用して大麻草を栽培することが義務づけられている。

③　この義務は、第一種採取栽培者免許の根幹をなすものであり、違反行為を強力に抑止する必要があることから、法第 24 条の 2 第 1 項の刑罰が設けられている。

**3**　「拘禁刑」とあるが、令和 4 年の改正刑法の施行日(令和 7 年 6 月 1 日)までは「懲役」とする。当該施行日前にした行為に対する本規定の適用についても同様とする。

〈R5/12/13 法律第 84 号附則第 5 条第 2 項〉【法第 24 条第 1 項の解説 3 参照】

**4**　「七年以下の拘禁刑」という刑の量について、次のように整理することができる。

①　法第 24 条の 2 第 1 項の濃度基準違反は、単なる手続違反とはいえないことから、免許保有者による手続違反に係る法定刑「3 年以下の拘禁刑もしくは 50 万円以下の罰金、又はこれを併科(法第 24 条の 6、麻向法第 69 条)」よりも高く定める必要がある。

②　一方、大麻草を濫用目的で栽培した場合の悪質性と同視することは適当でないため、その法定刑「1 年以上 10 年以下の拘禁刑(法第 24 条第 1 項)」等よりも低く定める必要がある。

③　そこで、①の拘禁刑の長期「3 年」と、②の拘禁刑の長期「10 年」のほぼ中間とするため、法第 24 条の 2 第 1 項の拘禁刑の長期を「7 年」に定めている。

⇒　上記②について、第一種採取栽培者が、仮に濃度規制を遵守せずに大麻草を栽培した

第6章　罰則(第24条—第28条)

場合であっても、当該大麻草そのものが市場に流通する事態は制度上想定されないため、法第12条の3第1項の違反行為は、みだりに大麻草を栽培した場合(法第24条)よりも、法定刑が低い行為として扱われている。

### ■第２４条の２第２項■

営利の目的で前項の違反行為をしたときは、当該違反行為をした者は、一年以上十年以下の拘禁刑に処し、又は情状により一年以上十年以下の拘禁刑及び三百万円以下の罰金に処する。

### 趣　旨

本規定は、第一種採取栽培者による濃度基準違反の種子等の使用が営利目的であるときは、1年以上10年以下の拘禁刑(情状により1年以上10年以下の拘禁刑及び300万円以下の罰金)に処す対象となる旨を定めたものである。【第24条第2項参照】

### 解　説

**1**　第一種採取栽培者が、専ら密売をする目的で大麻草を栽培したり、収穫した大麻から抽出したTHC類を密売したりするなど、濃度基準規制(法第12条の3第1項)を故意に遵守しなかった場合は、もはや免許者としての権能を明白に逸脱している。この場合、みだりに大麻草を栽培したときの法定刑「1年以上10年以下の拘禁刑(法第24条)」に相当する厳しい法定刑で処断する必要があるため、本規定の刑の量が定められている。

**2**　「拘禁刑」とあるが、令和4年の改正刑法の施行日(令和7年6月1日)までは「懲役」とする。当該施行日前にした行為に対する本規定の適用についても同様とする。
〈R5/12/13 法律第84号附則第5条第2項〉【法第24条第1項の解説3参照】

### ■第２４条の２第３項■

前二項の未遂罪は、罰する。

### 趣　旨

本規定は、第一種採取栽培者による、①濃度基準違反の種子等を使用した大麻草の栽培、②営利目的での濃度基準違反の種子等を使用した大麻草栽培の未遂の罪は、処罰の対象となる旨を定めたものである。【法第24条第3項参照】

## 第二十四条の三

(平二法三三・追加、平三法九三・旧第二十四条の三繰下、令五法八四・旧第二十四条の四繰上・一部改正)

> 第二十四条第一項又は第二項の罪を犯す目的でその予備をした者は、五年以下の懲役に処する。

### 趣 旨

本規定は、濫用等目的で大麻草の栽培の準備行為をしたときは、予備罪として5年以下の拘禁刑に処す対象となる旨を定めたものである。

### 解 説

1 本条に係る令和5年の法改正について、次のように整理することができる。

(1) 大麻取締法第24条の3では、以下の罰則が設けられていた。

① 次の一つに該当する者は、5年以下の懲役(拘禁刑)に処する。

㈠ 大麻取扱者以外による研究目的使用等の禁止(大麻取締法第3条第1項)、大麻を所持できる者による目的外使用の禁止(大麻取締法第3条第2項)に違反した者

㈡ 大麻から製造された医薬品の施用及び受施用の禁止(大麻取締法第4条第1項第2号、第3号)に違反した者

㈢ 栽培地外への大麻の持出し禁止(大麻取締法第14条)に違反した者

② 営利の目的で①の違反行為をした者は、7年以下の懲役(拘禁刑)に処し、又は情状により7年以下の懲役(拘禁刑)及び200万円以下の罰金に処する。

③ ①及び②の未遂罪は、罰する。

(2) (1)①㈠及び㈡については、令和5年の麻向法改正において大麻を麻薬として規制し、大麻から製造された医薬品の施用・受施用を認めることに伴って、同年の法改正により削除された。

(3) (1)①㈢については、以下の理由により、別の罰則(法第24条の6第1号)に委ねられた。

㈠ 大麻栽培者による大麻の栽培地外への持出し禁止規定(大麻取締法第14条)及びこれに違反した場合の罰則(大麻取締法第24条の3第1項第3号)は、大麻の不正流通を防止する上で引き続き必要な規定であるが、令和5年の法改正において大麻草の栽培目的が拡大したことに伴い、免許者間の大麻の流通も拡大することが想定された。このため、同年の法改正により各種義務(年間報告、帳簿記載、廃棄の届出、事故届、保管)を課すことから、これらの義務とあいまって、大麻の栽培地外への持出し禁止違反は、免許者が遵守すべき手続違反の一種とみなせること

㈡ 大麻取締法において、栽培地外への大麻の持出し禁止違反を5年以下の懲役(拘禁刑)としていたが、近年、同罪に係る検挙事例はなく、この法定刑を維持すべきとする立法事実は乏しいといわざるを得ない。当該違反行為が適正な手続きを踏まなかった点に非難が向けられることを重視すれば、麻向法における麻薬製造業者の無許可製造、麻薬輸入業者の無許可輸入等に係る罰則の法定刑(同法第69条)と同等の「3年以下の懲役(拘禁刑)もしくは50万円以下の罰金、又はその併科」とすることが妥

第6章　罰則（第24条—第28条）

　　当であること

(4) (1)②の営利目的加重規定については、大麻の持出しという行為自体に財産的利益を得る目的というものを観念することができず、また、その立法事実もないことから、令和5年の法改正により削除された。

(5) (1)③の未遂規定については、大麻の持出し行為は適正な手続きを踏まなかったという点に非難が向けられる手続違反にあたる罪といえ、未遂の状態であれば、刑事罰を科すことを要さないと整理できることから、令和5年の法改正により削除された。

(6) 大麻取締法第24条の4では、「法第24条第1項又は第2項の罪を犯す目的でその予備をした者は、3年以下の懲役(拘禁刑)に処する」としていたが、令和5年の法改正において、法第24条の罪自体の法定刑を引き上げることに加え、麻向法における予備罪(同法第67条)と平仄を揃える観点から「5年以下の拘禁刑」に法定刑を引き上げる必要があるため、同法第24条の3に移された。

(7) (1)から(6)までを踏まえ、本条は「大麻草の栽培の予備罪」に置き換えられた。

**2**　「予備」とは、犯罪を実現するための準備行為をいう。大麻草の栽培に必要となる大麻草の種子、照明器具、プランター、培養土、栽培マニュアル等を取り揃える行為がこれに該当する。

⇒　大麻草の種子を所持する理由が、鑑賞目的であり、栽培目的ではないと主張したとしても、照明器具、プランター、培養土、栽培マニュアル等の準備がなされている場合には、栽培の意図が疑われ、摘発の対象となる。

**3**　「懲役」とあるが、令和4年の改正刑法の施行日(令和7年6月1日)以後は「拘禁刑」となる。【法第24条第1項の解説3参照】

135

## 第二十四条の四

（平二法三三・追加、平三法九三・旧第二十四条の五繰下・一部改正、令五法八四・旧第二十四条の六繰上・一部改正）

> 情を知つて、第二十四条第一項又は第二項の罪に当たる行為に要する資金、土地、建物、艦船、航空機、車両、設備、機械、器具又は原材料(大麻草の種子を含む。)を提供し、又は運搬した者は、五年以下の懲役に処する。

### 趣 旨

本規定は、濫用等目的での大麻草の栽培と知りながら、当該行為を幇助したときは、5 年以下の拘禁刑に処す対象となる旨を定めたものである。

### 解 説

1　大麻取締法第 24 条の 6 では、「情を知って、法第 24 条第 1 項又は第 2 項の罪に当たる行為に要する資金、土地、建物、艦船、航空機、車両、設備、機械、器具又は原材料（大麻草の種子を含む)を提供し、又は運搬した者は、3 年以下の懲役に処する」としていたが、令和 5 年の法改正において、法第 24 条の罪自体の法定刑を引き上げることに加え、麻向法における原材料等提供等による幇助罪(同法第 68 条)と平仄を揃える観点から、「5 年以下の拘禁刑」に法定刑を引き上げられた。

2　「情を知つて」とは、事実を知りながら、という意味である。

3　幇助罪は、次に掲げる要件によって構成される。〈S24/10/1 最高裁判決〉

① 有形無形の方法により他人の犯罪を幇助したこと

② 他人の犯罪に加功する意思があること

③ 正犯者が犯罪を実行したこと

④ 幇助が他人の犯罪を容易ならしめたこと

4　「懲役」とあるが、令和 4 年の改正刑法の施行日(令和 7 年 6 月 1 日)以後は「拘禁刑」となる。【法第 24 条第 1 項の解説 3 参照】

# 第二十四条の五

（平三法九三・追加、令五法八四・旧第二十四条の八繰上・一部改正）

第二十四条及び前二条の罪は、刑法(明治四十年法律第四十五号)第二条の例に従う。

### 趣 旨

　本規定は、濫用等目的での大麻草栽培に関する罪は、日本国外において犯した者にも適用する旨を定めたものである。

### 解 説

1　本条(国外犯処罰規定)は、国外で行った行為について処罰するというだけで、外国にある者に対する裁判権を発生させるものではない。

　※「裁判権」とは、国の司法権に基づき裁判を行う権限をいう。

2　次に掲げる罪が、国外犯処罰規定の対象となる。

①　濫用等目的での大麻草栽培の罪(法第 24 条)

②　濫用等目的での大麻草栽培の予備罪(法第 24 条の 3)

③　濫用等目的での大麻草栽培の幇助罪(法第 24 条の 4)

⇒　大麻取締法では、以下の罪が国外犯処罰規定の対象となっていたが、令和 5 年の麻向法改正において大麻を麻薬として扱うことにしたため、これらのうち②及び⑤の罪については、麻向法における国外犯処罰規定(同法第 69 条の 6)に委ねられた。

①　濫用等目的での大麻草栽培の罪(大麻取締法第 24 条)

②　濫用等目的での大麻の所持、譲受け及び譲渡の罪(大麻取締法第 24 条の 2)

③　濫用等目的での大麻草栽培の予備罪(大麻取締法第 24 条の 4)

④　濫用等目的での大麻草栽培の幇助罪(大麻取締法第 24 条の 6)

⑤　濫用等目的での大麻の斡旋の罪(大麻取締法第 24 条の 7)

# 第二十四条の六

（令五法八四・追加・一部改正）

> 次の各号のいずれかに該当する場合には、当該違反行為をした者は、三年以下の拘禁刑若しくは五十万円以下の罰金に処し、又はこれを併科する。
> 一　第十一条（第十七条第一項又は第二項において準用する場合を含む。）の規定に違反したとき。
> 二　第十二条の四第一項（第十七条第一項において準用する場合を含む。）の規定に違反して、大麻草の加工をしたとき。
> 三　第十二条の六第一項（第十七条第一項又は第二項において準用する場合を含む。）又は第三項（第十七条第一項において準用する場合を含む。）の規定による命令に違反したとき。
> 四　第十八条の規定に違反して、大麻草の種子を譲り渡したとき。
> 五　第十九条第一項の規定に違反して同項ただし書の許可を受けないで発芽不能未処理種子を輸入し、又は同条第二項の規定に違反したとき。

## 趣 旨

　本規定は、3年以下の拘禁刑もしくは50万円以下の罰金に処し、又はこれを併科する対象となる違反行為を明示したものである。

## 解 説

**1**　「拘禁刑」とあるが、令和4年の改正刑法の施行日（令和7年6月1日）までは「懲役」とする。当該施行日前にした行為に対する本規定の適用についても同様とする。
〈R5/12/13法律第84号附則第5条第2項〉【法第24条第1項の解説3参照】

＜第1号＞

**2**　本号は、無許可又は無届出で栽培地外へ大麻を持ち出したときをいう。【法第24条の3の解説1参照】

＜第2号＞

**3**　本号は、無許可で大麻草を加工したときをいう。

＜第3号＞

**4**　本号は、①大麻草の栽培中止命令に従わなかったとき、②大麻草の加工中止命令に従わなかったときをいう。

＜第4号＞

**5**　本号は、発芽不能処理をせずに、大麻草栽培者が大麻草の種子を譲り渡したときをいう。

＜第5号＞

**6**　本号は、①無許可で発芽不能未処理種子を輸入したとき、②許可を受けて発芽不能未処理種子を輸入した者が3月以内に発芽不能処理をしなかったときをいう。

第6章　罰則（第24条—第28条）

# 第二十四条の七

〔令五法八四・追加・一部改正〕

■第24条の7第1項■

第二十四条から第二十四条の三まで若しくは前条第二号若しくは第三号の罪に係る大麻草、同条第一号の罪に係る大麻又は同条第四号若しくは第五号の罪に係る大麻草の種子で、犯人が所有し、又は所持するものは、没収する。ただし、犯人以外の所有に係るときは、没収しないことができる。

### 趣　旨

本規定は、大麻草規制法の罪に係る大麻草、大麻又は大麻草の種子は、原則として没収する旨を定めたものである。

### 解　説

1　本条は、大麻取締法において「大麻の斡旋の罪」を規定していたが、令和5年の麻向法改正において大麻を麻薬として扱うことにしたため、麻向法における「麻薬の斡旋の罪（同法第68条の2）」に委ねることとし、「没収規定」に置き換えられた。

2　以下の罪に係る大麻草等が、没収の対象となる。
　① 濫用等目的での大麻草栽培の罪(法第24条)
　② 濃度基準違反の種子等を使用した大麻草栽培の罪(法第24条の2)
　③ 濫用等目的での大麻草栽培の予備罪(法第24条の3)
　④ 大麻草の無許可加工の罪(法第24条の6第2号)
　⑤ 大麻草の栽培中止命令又は加工中止命令に違反した罪(法第24条の6第3号)
　⑥ 栽培地外への大麻の持出しの罪(法第24条の6第1号)
　⑦ 大麻草の発芽不能未処理種子の譲渡の罪(法第24条の6第4号)
　⑧ 大麻草の発芽不能未処理種子の輸入の罪(法第24条の6第5号)

3　「没収」とは、犯罪行為に関連した物の所有権を剥奪して、国庫に帰属させる刑法上の付加刑をいう。

　　※「付加刑」とは、主刑に付随して科される刑罰のことで、単独で科すことができない。

139

■第２４条の７第２項■

前項に規定する罪(第二十四条の二及び前条の罪を除く。)の実行に関し[4]、大麻草の運搬の用に供した艦船、航空機又は車両は、没収することができる[5]。

### 趣　旨

　本規定は、①濫用等目的での大麻草栽培の罪、②濫用等目的での大麻草栽培の予備罪を犯すにあたって、大麻草の運搬に用いた船、航空機又は車両は、没収することができる旨を定めたものである。

### 解　説

1　本規定に係る令和5年の法改正について、次のように整理することができる。

　①　本規定は、麻薬新条約の批准に備えて、国内法整備の一環として設けられている。

　②　本来、麻薬新条約において各国に要請している以下の罪が、本規定の対象となるべきであるが、大麻を麻薬として扱うことにしたため、これらのうち㈡及び㈢の罪については、本規定ではなく、麻向法における没収規定(同法第69条の3第2項)が適用される。

　㈠　濫用等目的での大麻草栽培の罪(予備罪、幇助罪を含む)

　㈡　濫用等目的での大麻の所持、譲受け及び譲渡の罪

　㈢　濫用等目的での大麻の斡旋の罪

　③　令和5年の法改正において、大麻草の栽培に関する罪については麻向法の各罪に委ねないこととしているため、本規定の没収規定が残置されている。

　④　なお、大麻草の栽培に関する罪でありながら、本規定では以下の罪を扱っていないが、これは、麻薬新条約が要請する国外犯の対象となっていないためである。

　㈠　栽培地外への大麻の持出しの罪(法第24条の6第1号)

　㈡　大麻草の栽培中止命令に違反した罪(法第24条の6第3号)

2　薬物の国際的な統制は、以下の麻薬三条約等に基づき行われている。

　①　単一条約

　　　薬物に関する条約は多岐にわたっていたが、これらの条約を整理・統合し、単一の条約にまとめたものである。大麻、あへん、モルヒネ、ヘロイン、コカイン等の生産、輸出入、取引、使用、所持等を医療上及び学術上の目的のみに制限するとともに、大麻、ヘロイン等について特別の統制措置を執ることを締約国に義務づける等している。

　②　向精神薬条約

　　　単一条約で規制されていなかった向精神薬について、単一条約と同様の規制を行う条約である。

　　　※「向精神薬条約」とは、「向精神薬に関する条約(平成2年9月1日条約第7号)」の略称

　　　※向精神薬条約で規定する向精神薬とは、LSD等の幻覚薬、アンフェタミン・メタンフェタミン、バルビツール酸系又はベンゾジアゼピン系の鎮静薬・睡眠薬・抗不安薬等をいい、麻向法上の向精神薬とは異なる。

　③　麻薬新条約

第6章　罰則(第24条—第28条)

単一条約及び向精神薬条約に定める措置を強化・補完するとともに、麻薬及び向精神薬の不正取引を防止するために設けられた。薬物犯罪に関して、締約国にマネー・ローンダリングの犯罪化、犯罪収益等の没収等の措置を義務付けるほか、裁判権の設定、犯罪人引渡し、捜査・司法共助等について定めるとともに、コントロールド・デリバリー(監視付き移転)等についても規定している。

※「麻薬新条約」とは、「麻薬及び向精神薬の不正取引の防止に関する国際連合条約(平成4年8月28日条約第6号)」の略称

**3**　麻薬新条約と本規定の関係について、次のように整理することができる。

① 麻薬新条約において、没収に関し、「締約国は、第3条1の規定に従って定められる犯罪において、方法の如何(いかん)を問わず、用い又は用いようとした麻薬、向精神薬、原料及び装置その他の道具の没収を可能とするため、必要な措置をとる」等と定められている(同条約第5条1)。

② 例えば、艦船で大麻草を栽培しつつ運搬していた場合、法第24条の7第2項の規定がなければ、その艦船を犯罪の用に供していたとして没収することは困難であり、当該行為を犯罪化している国から艦船の没収判決の共助要請があったときに、我が国としてその共助要請に応じられないという事態が生じ得ることになる。

⇒ 上記①の「第3条1の規定に従って定められる犯罪」とは、例えば、故意に行われた以下の行為をいう(麻薬新条約第3条1)。

① 単一条約又は向精神薬条約の規定に違反して、麻薬又は向精神薬を生産し、製造し、抽出し、製剤し、提供し、販売のために提供し、分配し、販売し、交付(名目のいかんを問わない)し、仲介し、発送し、通過発送し、輸送し、輸入し又は輸出すること

② 単一条約の規定に違反して、麻薬を生産するためにけし、コカ樹又は大麻植物を栽培すること

**4**　「前項に規定する罪(第二十四条の二及び前条の罪を除く)の実行に関し」とあるように、以下の罪が本規定による没収の対象となる。

① 濫用等目的での大麻草栽培の罪(法第24条)

② 濫用等目的での大麻草栽培の予備罪(法第24条の3)

**5**　「没収することができる」とあるように、大麻草等の没収(法第24条の7第1項)の場合とは異なり、裁量行為に属するものである。これは、輸送用機器には高価なもの(例：ジェット機、クルーザー)があり、その没収が過酷な刑になる場合があることを考慮したものである。

**6**　捜査当局に犯行を察知されるのを防ぐため、大麻草をコンテナの内部で栽培しながら、車両や艦船で国内を転々と運搬する場合、本規定が適用されることになる。

**7**　国外から大麻草を栽培しながら、艦船等で本邦に輸入した場合は、麻向法における輸入罪(同法第65条)のほか、大麻草規制法における栽培罪(同法第24条)が、別途成立する。

両罪は、併合罪の関係にあり、例えば、輸入罪を立証できれば、麻向法における没収規定(同法第69条の3第2項)が適用でき、栽培罪を立証できれば、大麻草規制法における没収規定(同法第24条の7第2項)を適用することができる。

## 第二十五条

〔令五法八四・全改・一部改正〕

次の各号のいずれかに該当する場合には、当該違反行為をした者は、一年以下の拘禁刑若しくは二十万円以下の罰金に処し、又はこれを併科する。

一　第七条第二項(第十三条第二項において準用する場合を含む。)の規定に違反したとき。

二　第十条第一項(第十七条第一項又は第二項において準用する場合を含む。)の規定に違反して、帳簿を備えず、又は帳簿に記載せず、若しくは虚偽の記載をしたとき。

三　第十条第二項(第十七条第一項又は第二項において準用する場合を含む。)の規定に違反して、帳簿の保存をしなかつたとき。

四　第十二条(第十七条第一項又は第二項において準用する場合を含む。)の規定に違反して、大麻を廃棄したとき。

五　第十二条の二第一項、第十二条の七第一項若しくは第三項又は第十二条の八第三項(これらの規定を第十七条第一項又は第二項において準用する場合を含む。)の規定による届出をする場合において虚偽の届出をしたとき。

六　第十二条の四第三項(第十七条第一項において準用する場合を含む。)の規定による報告をする場合において虚偽の報告をしたとき。

七　第十二条の五又は第十六条の規定に違反したとき。

八　第十二条の八第二項(第十七条第一項又は第二項において準用する場合を含む。)の規定に違反したとき。

### 趣 旨

本規定は、1年以下の拘禁刑もしくは20万円以下の罰金に処し、又はこれを併科する対象となる違反行為を明示したものである。

### 解 説

1　本条に係る令和5年の法改正について、次のように整理することができる。

(1) 大麻取締法第25条では、以下の罰則が設けられていた。

① 次の一つに該当する者は、1年以下の懲役(拘禁刑)又は20万円以下の罰金に処する。

㈠ 大麻に関する広告の制限(大麻取締法第4条第1項)に違反した者

㈡ 大麻取扱者免許証の譲渡又は貸与の禁止(大麻取締法第7条第2項)に違反した者

㈢ 大麻栽培者の年間報告(大麻取締法第15条)又は大麻研究者の年間報告(大麻取締法第17条)をせず、もしくは虚偽の報告をした者

② ①の刑は、情状によりこれを併科することができる。

(2) (1)①㈠については、令和5年の麻向法改正において大麻を麻薬として扱うことにしたため、麻向法における「麻薬に関する広告は、何人も、医事もしくは薬事又は自然科学に関する記事を掲載する医薬関係者等向けの新聞又は雑誌により行う場合その他主として医薬関係者等を対象として行う場合のほか、行ってはならない(同法第29条の2)」とする規定に委ねることに伴って、同年の法改正により削除された。

第6章　罰則（第24条—第28条）

(3) (1)①㈢については、麻向法における年間届出義務等違反に係る罰則（同法第72条第2号）と平仄を揃える観点から、法第26条（20万円以下の罰金のみ）に移行させ、法定刑が引き下げられた。

(4) さて、大麻草規制法では、(1)①㈡をそのまま残置するとともに、以下の各罪の罰則が設けられた。

　① 大麻草栽培に関する帳簿の未記載、虚偽記載等（大麻草規制法第25条第2号）

　② 大麻草栽培に関する帳簿の未保存（同条第3号）

　③ 無届出の大麻廃棄（同条第4号）

　④ ㈠滅失等事故の虚偽届出、㈡免許の取消しを受けようとする者、相続人等、免許期間満了者等に係る大麻等の数量等の虚偽届出（同条第5号）

　⑤ 大麻草加工の虚偽報告（同条第6号）

　⑥ 大麻等の未施錠保管（同条第7号）

　⑦ 免許期間満了者等による発芽不能未処理種子の未処分（同条第8号）

(5) なお、(4)①及び②、そして(4)④の相続人等の虚偽届出については、従前、「罰金のみ」の刑罰が科せられていたが、麻向法における各罪との法定刑と平仄を揃える観点から、法第25条に移行させ、法定刑が引き上げられたものである。

(6) (1)②については、麻向法における罰則の規定ぶりと平仄を揃える観点から、削除した上で、法第25条の柱書の末尾が、「処し、又はこれを併科する」という文言に改められた。

**2**　「拘禁刑」とあるが、令和4年の改正刑法の施行日（令和7年6月1日）までは「懲役」とする。当該施行日前にした行為に対する本規定の適用についても同様とする。

〈R5/12/13法律第84号附則第5条第2項〉【法第24条第1項の解説3参照】

＜第1号＞

**3**　本号は、大麻草栽培者の免許証を譲渡又は貸与したときをいう。

＜第2号＞

**4**　本号は、大麻草栽培者が、大麻草栽培に関する帳簿を備えず、又は帳簿に法定事項を記載せず、もしくは虚偽の記載をしたときをいう。

＜第3号＞

**5**　本号は、大麻草栽培者が、大麻草栽培に関する帳簿を保存しなかったときをいう。

＜第4号＞

**6**　本号は、大麻草栽培者が、無届出で大麻を廃棄したときをいう。

＜第5号＞

**7**　本号は、①大麻草栽培者が大麻等の滅失等事故等について、②大麻草栽培者免許の取消しを受けようとする者が現に所有する大麻等の数量等について、③大麻草栽培者の相続人等が現に管理する大麻等の数量等について、④免許期間満了者等が譲渡した大麻等の数量等について虚偽の届出をしたときをいう。

**8**　「第十二条の七第一項」違反に係る罪について、次のように整理することができる。

　① 本罪は、免許の取消しを受けようとする者が現に所有する大麻等の数量等について、虚

143

偽の届出をした場合に適用されるものである。

② 大麻草の栽培をやめようとしたときに、あえて虚偽の届出をする場合は、その動機として別の違反行為を隠蔽するためであることが強く推認されるため、当該虚偽の届出を罰すること自体が、その背後に潜む別の違反行為の抑制にもつながることに、本罪の意義があるといえる。

③ なお、免許の取消しを受けようとする者の無届については、本罪の対象としていない。なぜなら、なんらかの届出がなければ、免許の取消しを受けようとしているか否かについて、免許者が関知できないからである。

④ ゆえに、免許の取消しを受けようとする者の虚偽届出のみを本罪の対象としている。

＜第6号＞

9　本号は、第一種採取栽培者又は第二種採取栽培者が、大麻草の加工について虚偽の報告をしたときをいう。

＜第7号＞

10　本号は、①第一種採取栽培者又は第二種採取栽培者が、㈠麻薬を施錠した堅固な設備内に保管しなかったとき、㈡大麻を施錠した設備内に保管しなかったとき、②研究栽培者が、大麻を施錠した設備内に保管しなかったときをいう。

＜第8号＞

11　本号は、免許期間満了者等が、50日以内に、①発芽不能未処理種子を大麻草栽培者に譲渡しなかったとき、②発芽不能未処理種子を廃棄しなかったときをいう。

第6章　罰則（第24条—第28条）

# 第二十五条の二

〔令五法八四・追加・一部改正〕

> 　次の各号のいずれかに該当する場合には、当該違反行為をした者は、六月以下の拘禁刑若しくは二十万円以下の罰金に処し、又はこれを併科する。
> 一　第十二条の二第一項、第十二条の七第三項又は第十二条の八第三項（これらの規定を第十七条第一項又は第二項において準用する場合を含む。）の規定による届出をしなかつたとき。
> 二　第十二条の四第三項（第十七条第一項において準用する場合を含む。）の規定による報告をしなかつたとき。

### 趣　旨

　本規定は、6月以下の拘禁刑もしくは20万円以下の罰金に処し、又はこれを併科する対象となる違反行為を明示したものである。

### 解　説

**1**　本条の罪については、麻向法における本条と同様の罪（同法第71条）と平仄を揃える観点から、「6月以下の拘禁刑」もしくは「20万円以下の罰金」又は「これを併科」することとしている。

**2**　「拘禁刑」とあるが、令和4年の改正刑法の施行日（令和7年6月1日）までは「懲役」とする。当該施行日前にした行為に対する本規定の適用についても同様とする。
〈R5/12/13法律第84号附則第5条第2項〉【法第24条第1項の解説3参照】

＜第1号＞

**3**　本号は、①大麻草栽培者が、大麻等の滅失等事故の届出をしなかったとき、②大麻草栽培者の相続人等が、30日以内に当該者の死亡等の届出をしなかったとき、③免許期間満了者等が、15日以内に大麻等の譲渡の届出をしなかったときをいう。

＜第2号＞

**4**　本号は、加工の許可を受けた第一種採取栽培者又は第二種採取栽培者が、半期の期間経過後30日以内に、大麻草の加工の報告をしなかったときをいう。

## 第二十六条

〔昭二八法一五・昭三八法一〇八・平二法三三・平三法九三・令五法八四・一部改正〕

次の各号のいずれかに該当する場合には、当該違反行為をした者は、二十万円以下の罰金に処する。
一　第九条又は第十五条第一項の規定による報告をせず、又は虚偽の報告をしたとき。
二　第二十条の規定に違反したとき。
三　第二十二条の三第一項の規定による立入り、検査又は収去を拒み、妨げ、又は忌避したとき。

### 趣 旨

本規定は、20万円以下の罰金に処す対象となる違反行為を明示したものである。

### 解 説

＜第1号＞

1　本号は、大麻草栽培者が、大麻草の栽培に関する報告をせず、又は虚偽の報告をしたときをいう。

2　本罪の法定刑について、次のように整理することができる。

①　未報告又は虚偽報告の罪に係る法定刑は、大麻取締法では、「1年以下の懲役(拘禁刑)」もしくは「20万円以下の罰金」又は「情状によりこれを併科」としていたが、麻向法における未報告又は虚偽報告の罪(同法第72条)と平仄を揃える観点から、罰金のみの法定刑とされた。

②　また、これと同じ観点から、本条の法定刑が「10万円以下の罰金」から「20万円以下の罰金」に引き上げられた。

＜第2号＞

3　本号は、発芽不能処理がされた種子である旨の証明書の交付を受けずに、当該種子を輸入したときをいう。

＜第3号＞

4　本号は、麻薬取締官等による立入検査又は収去を拒み、妨げ、又は忌避したときをいう。

5　本罪の法定刑は、大麻取締法では、「10万円以下の罰金」としていたが、麻向法における検査妨害の罪(同法第72条)と平仄を揃える観点から、「20万円以下の罰金」に引き上げられた。

第6章　罰則(第24条—第28条)

# 第二十七条

〔昭三八法一〇八・平二法三三・平三法九三・令五法八四・一部改正〕

> 　法人の代表者又は法人若しくは人の代理人その他の従業者が、その法人又は人の業務に関して第二十四条第二項若しくは第三項(同条第二項に係る部分に限る。)の罪を犯し、又は第二十四条の二第二項若しくは第三項(同条第二項に係る部分に限る。)、第二十四条の六若しくは前三条の違反行為をしたときは、行為者を罰するほか、その法人又は人に対しても各本条の罰金刑を科する。

## 趣 旨

　本規定は、いわゆる両罰規定の対象となる違反行為を明示したものである。

## 解 説

**1**　両罰規定は、事業主たる法人の代表者でない従業者の違反行為につき、当該法人に行為者の選任、監督その他違反行為を防止するために必要な注意を尽さなかった過失の存在を推定したものと解されるもので、事業主において注意を尽したことの証明がなされない限り、事業主もまた刑責を免れないとする法意である。〈S40/3/26最高裁・判決〉

**2**　「代表者」とは、法令等により法人を代表する権限を有する者をいう。例えば、株式会社の代表取締役(会社法第349条)が該当する。

**3**　「代理人」とは、法令等により事業主を代理する権限を有する者をいう。例えば、支配人(会社法第11条)が該当する。

**4**　「従業者」とは、事業主の組織内にあって、直接又は間接に事業主の指揮、監督を受けて事業主の業務に従事している者をいう。事業主との雇用関係は問われないため、雇用関係にある従業員(例：正社員、契約社員、嘱託社員、パート社員、アルバイト社員)のみならず、取締役、執行役、理事、監査役、監事、派遣社員等についても含まれる。

**5**　「業務に関して」とあるように、事業主が処罰されるのは、従業者の違反行為が当該事業主の業務に関して行われた場合に限られる。従業者の内心の意図が私的な利益追求にあっても、外形的に事業主の業務と関連して行われる場合は、本規定の罰則が適用される。

**6**　次に掲げる場合が、両罰規定の対象となる。

① 営利目的で、濫用等のために大麻草を栽培した罪及びその未遂罪(法第24条第2項、第3項)

② 営利目的で、Δ9-THCの含有量が濃度基準以下の品種の種子等を使用した大麻草栽培の義務に違反した罪(法第24条の2第2項、第3項)

③ 「3年以下の拘禁刑」もしくは「50万円以下の罰金」又は「これを併科」の対象となる罪(法第24条の6)

④ 「1年以下の拘禁刑」もしくは「20万円以下の罰金」又は「これを併科」の対象となる罪(法第25条)

⑤ 「6月以下の拘禁刑」もしくは「20万円以下の罰金」又は「これを併科」の対象とな

る罪(法第 25 条の 2)

⑥ 「20 万円以下の罰金」の対象となる罪(法第 26 条)

第6章　罰則(第24条—第28条)

# 第二十八条

〔令五法八四・追加〕

第七条第三項から第五項まで(これらの規定を第十三条第二項において準用する場合を含む。)の規定に違反した者は、十万円以下の過料に処する。

### 趣 旨

本規定は、10万円以下の過料に処す対象となる違反行為を明示したものである。

### 解 説

1　本条に係る令和5年の法改正について、次のように整理することができる。

①　免許証再交付申請義務(法第7条第3項、第13条第2項)に違反した罪については、大麻取締法では、刑事罰及び行政罰のいずれの対象にもなっていなかったが、麻向法における免許証再交付申請義務違反の罪(同法第75条)と平仄を揃える観点から、「10万円以下の過料」の対象に改められた。

②　免許証返納義務(法第7条第4項・第5項、第13条第2項)に違反した罪については、大麻取締法では、「10万円以下の罰金」としていたが、「10万円以下の過料」に改められた。これは、次のような理由によるものである。

(一)　麻向法における免許証未返納の罪(同法第75条)と平仄を揃える必要があること

(二)　免許証の返納規定が、適正な免許制度の確保の観点から設けられたものであることを踏まえると、免許証の未返納は、刑事罰を科すほどの悪質な行為とはいえず、行政罰が妥当であること

2　「過料」は、比較的軽微な行政上の義務違反に対し、行政庁の監督権に基づいて科される行政上の秩序罰である。罰金や科料のような刑事罰ではないので、刑事訴訟法の適用を受けない。当然、逮捕されることも、前科が付くこともない。なお、一般に"あやまちりょう"と呼ばれる。

3　次に掲げる場合が、過料の対象となる。

①　大麻草栽培者が、免許証を毀損等して15日以内に免許証の再交付を申請しなかったとき(法第7条第3項、第13条第2項)

②　大麻草栽培者が免許証の再交付を受けた後、亡失した免許証を発見して15日以内に当該免許証を返納しなかったとき(法第7条第4項、第13条第2項)

③　大麻草栽培者が、(一)免許の有効期間が満了して15日以内、(二)免許が取り消されて15日以内に免許証を返納しなかったとき(法第7条第5項、第13条第2項)

149

# 索　引

## ＜ア行＞

過料　149

委任　124

医薬品　17

医薬品原料大麻　22

エピディオレックス　20

おがら　12

## ＜カ行＞

解散　65

加工　51

カンナビス　5

カンナビノイド　8

機関委任事務　122

羈束行為　32

毀損　36

許可　52

許認可等　36

拒否　36

禁錮　129

研究栽培者　13

権限　124

原材料　15

原料　17

拘禁刑　129

拘留　129

国外犯処罰規定　137

国庫　110

## ＜サ行＞

裁判権　137

裁量行為　32

サティバ　5

ジアセチルモルヒネ等　21

## 

事故　47

自治事務　122

指定薬物　15

支弁　115

死亡　65

収去　119

従業者　147

種子　11

樹脂　4

施用　25

条件　116

情状　130

承諾　36

証票　120

証明書　108

所持　40

所有　43

申請　36

速やかに　47

清算人　65

成熟　12

精神毒性　15

製品　15

製品原材料大麻　22

相続人　65

## ＜タ行＞

第一種採取栽培者　13

第一種大麻草採取栽培者　14

第二種採取栽培者　13

第二種大麻草採取栽培者　17

代表者　147

大麻　6,11

大麻草　5,11

大麻草研究栽培者　18

大麻草栽培者　13

貸与　35

代理人　147

索引

立ち入り　119

玉串　12

地方厚生局　124

地方厚生支局　126

地方麻薬取締支所　126

懲役　129

通知　57

盗取　47

届出　44

共白髪　12

取消　60

### ＜ナ・ハ行＞

幣　12

廃棄　45

破産管財人　65

播種　42

発芽不能未処理種子　39

半期　56

犯罪鑑識　111

被相続人　65

平仄　32

付加刑　139

亡失　36

幇助罪　136

法定受託事務　122

暴力団　33

暴力団員　33

暴力的不法行為等　33

保税　104

保税地域　104

没収　139

### ＜マ行＞

抹消　61

麻薬　15

麻薬営業者　22

麻薬管理者　22

麻薬研究施設　23

麻薬研究者　22

麻薬原料植物　18

麻薬施用者　22

麻薬診療施設　24

麻薬製造業者　21

麻薬中毒者　32

麻薬取扱者　25

麻薬取締員　119

麻薬取締官　118

未遂罪　131

未成年者　33

みだりに　128

滅失　47

免許　15

免許期間満了者等　68

持ち出し　43

### ＜ヤ行＞

有期拘禁刑　130

有期懲役　130

譲受人　72

譲り渡し　35

輸入　104

予備　135

予備罪　134

### ＜ラ・ワ行＞

量刑　130

リンネ　5

### ＜アルファベット＞

CBD　2

GHQ　6

THCA　10

THC類　2

151

●本書の内容に関するご質問にはお答えできません。あらかじめ、ご了承ください。

團野　浩（だんの　ひろし）　ドーモ代表取締役

主な著書

逐条解説医薬品医療機器法（ぎょうせい）

逐条解説食品衛生法（ぎょうせい）

逐条解説化審法（ぎょうせい）

カラー図解よくわかる薬機法（薬事日報社）

詳説薬機法（ドーモ）

詳説再生医療法（ドーモ）

詳説臨床研究法（ドーモ）

詳説個人情報保護法（ドーモ）

詳説カルタヘナ法（ドーモ）

詳説次世代医療基盤法（ドーモ）

詳説大麻草規制法（ドーモ）

# 詳説　大麻草規制法

詳説大麻草規制法　初 版　　　　　　　　2025 年 4 月 18 日

編著　　團　野　　浩

出版　　　株式会社 ドーモ　　http://do-mo.jp/
　　　　　　東京都千代田区永田町 2-9-6
　　　　　　電話 03-5510-7923

印刷　　　昭和情報プロセス 株式会社

ISBN978-4-909712-10-3 C3047